U0142304

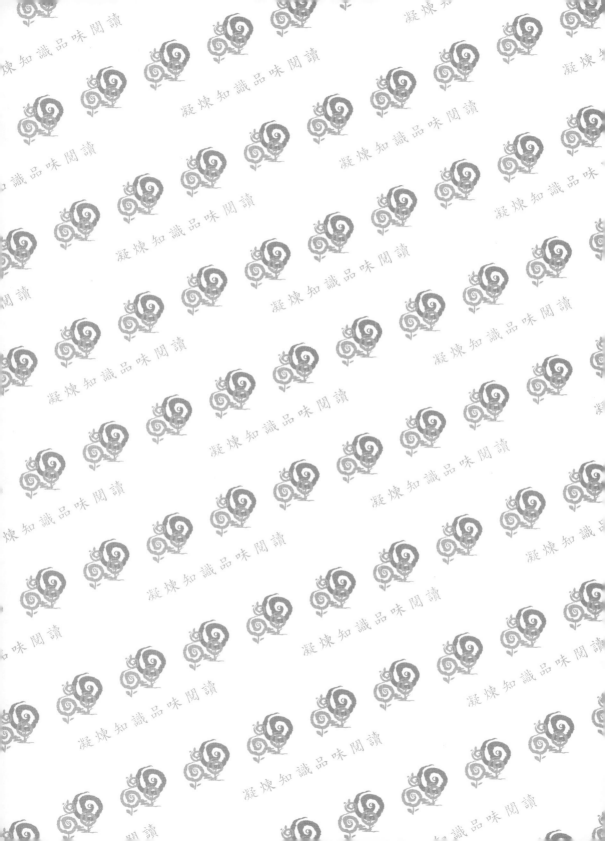

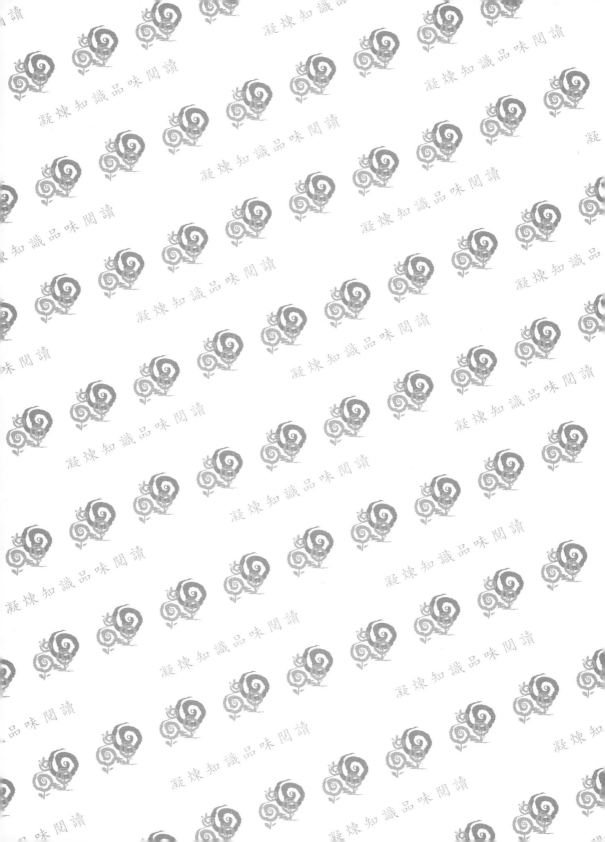

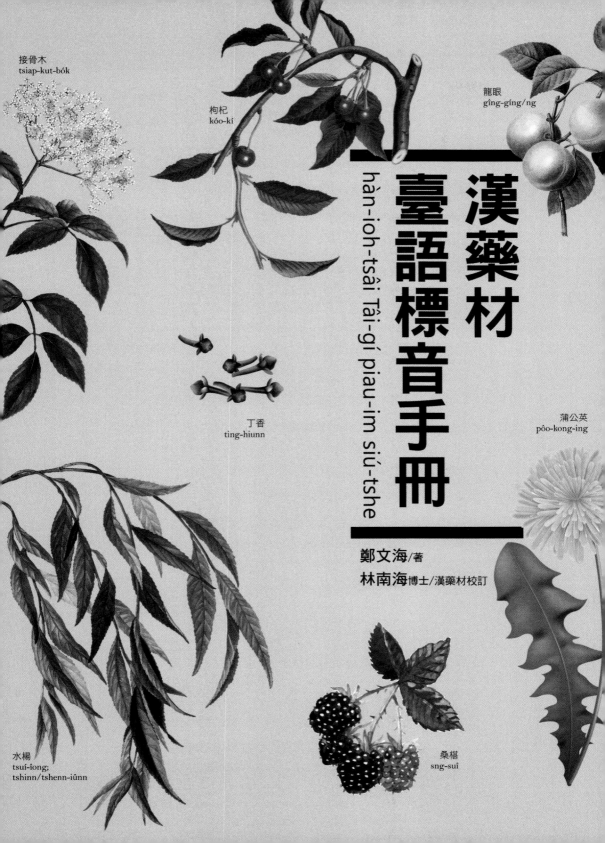

接骨木
tsiap-kut-bók

枸杞
kóo-kí

龍眼
gîng-gíng/ng

丁香
ting-hiunn

蒲公英
pôo-kong-ing

漢藥材
臺語標音手冊

hàn-ioh-tsâi Tâi-gí piau-im siú-tshe

鄭文海/著
林南海博士/漢藥材校訂

水楊
tsuí-iông;
tshinn/tshenn-iûnn

桑椹
sng-suî

◆ 作者序 ◆

　　這本《漢藥材臺語標音手冊》的編寫，主要是欲 kā 久長使用，曾經是漢字的標準語音，重新 tshē/tshuē 倒轉來，莫予流失去。

　　個人無惜 hân-bān，不而過，靠著對漢字臺語字音字意的長期學習 kah 研究，嘛參考相關資料，一心一意欲 kā 漢藥材的傳統臺語話稱標寫落來，分享逐家。「仙人拍鼓，有時錯。」總是難免有失覺察的，嘛請相關先進指正。若有賜教，請用 Email 連絡，多謝！

鄭文海　　謹誌

jackytenn@gmail.com

2023.9.15

◈ 校訂序 ◈

　　作者將常用的中藥材依其用途、屬性分門別類，並特予臺語標音，在坊間的中藥材叢書中實屬首創，可提升讀者對中藥材的認知。

　　將漢藥材的知識與臺語結合，對讀者而言方便學習臺語，使用上可以更容易理解和記憶漢藥材的名稱及其用途；在醫病溝通上，有助於醫療從業人員和病人之間用熟悉的語言進行更有效的溝通，尤其在傳統醫學領域上。故可幫助在臺語社區中推廣中醫藥，增進民眾對漢藥材的認識和信任。

　　本書使用標準的臺羅拼音系統（TLPA），確認每個漢藥材名稱的臺語發音是否準確，符合實際口語，確保拼音格式一致。漢藥材臺語標音的最大好處是能促進漢藥材知識在臺語使用者間的傳播與保存，有助於保護和傳承臺灣的本土文化。

　　《漢藥材臺語標音手冊》的出版對於保存和傳承臺語文化具有重要意義，不僅讓下一代能夠更好的了解和掌握這一寶貴的語言資源，也有助於傳統醫藥知識的普及，讓更多人能夠用母語學習和了解漢藥材，這對於提高健康意識及中醫藥的應用有更深遠的影響。從語言教育來說，本書爲臺語的語言教育提供了漢藥重要的資源，使學習者能夠更加準確地掌握漢藥材的臺語發音。在跨領域的合作下，這本手冊的成功出版，展現了語言學、醫藥學與文化學的跨領域合作，是一個值得推崇的典範。

林南海　謹爲序
國立中興大學生物科技學研究所博士
2024 年 6 月 14 日

◆目 錄◆

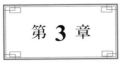

第 1 章

臺羅音標

請參考：《臺灣閩南語羅馬字　拼音方案使用手冊》

https://ws.moe.edu.tw/001/Upload/FileUpload/3677-15601/

Documents/tshiutsheh.pdf

一、臺語聲母符號

發音部位	發音方法	臺羅拼音符號	國際音標 IPA	注音符號
唇音	不送氣清塞音	p	p	ㄅ
	送氣清塞音	ph	p^h	ㄆ
	鼻音	m	m	ㄇ
	不送氣濁塞音	b	b	ㆠ
舌尖音	不送氣清塞音	t	t	ㄉ
	送氣清塞音	th	t^h	ㄊ
	鼻音	n	n	ㄋ
	邊音	l	l	ㄌ

發音部位	發音方法	臺羅拼音符號	國際音標 IPA	注音符號
齒音（舌齒音）	不送氣清塞擦音	ts	ts	ㄗ
	送氣清塞擦音	tsh	ts^h	ㄘ
	不送氣濁塞擦音	j	dz	ㆡ
	清擦音	s	s	ㄙ
舌根音	不送氣清塞音	k	k	ㄍ
	送氣清塞音	kh	k^h	ㄎ
	鼻音	ng	ŋ	ㄫ / ㄥ
	不送氣濁塞音	g	g	ㆣ
喉音	清擦音	h	x	ㄏ

按發音部位

1. 雙唇音
- 雙唇擠喉音 bilabial ejective [p' / p^h / ph / ㄆ]
- 雙唇鼻音 bilabial nasal [m / ㄇ / ㄇ]
- 濁雙唇塞音 voiced bilabial plosive [b / ㄅ]
- 清雙唇塞音 voiceless bilabial plosive [p / ㄅ]

2. 軟顎音
- 軟顎擠喉音 velar ejective [k' / k^h / kh / ㄎ]

- 軟顎鼻音 velar nasal [ŋ / ng / 兀 / ㄥ]
- 濁軟顎塞音 voiced velar plosive [g / 巜]
- 清軟顎擦音 voiceless velar fricative [x / h- / 厂 -]
- 清軟顎塞音 voiceless velar plosive [k / 巜]

3. 喉音
- 清喉塞音 voiceless glottal plosive [ʔ / -h / - 厂]

4. 鼻音
- 齒齦鼻音 alveolar nasal [n / ㄋ]
- 雙唇鼻音 bilabial nasal [m / ㄇ]
- 軟顎鼻音 velar nasal [ŋ / ng / 兀 / ㄥ]

5. 塞音（爆破音）
- 濁齒齦塞音 voiced alveolar plosive [d / l / ㄉ]
- 濁雙唇塞音 voiced bilabial plosive [b / ㄅ]
- 濁軟顎塞音 voiced velar plosive [g / 巜]
- 清齒齦塞音 voiceless alveolar plosive [t / ㄉ]
- 清雙唇塞音 voiceless bilabial plosive [p / ㄅ]
- 清聲門塞音 voiceless glottal plosive [ʔ / -h / - 厂]
- 清軟顎塞音 voiceless velar plosive [k / 巜]

6. 擦音
- 清齒齦擦音 voiceless alveolar fricative [s / ㄙ]
- 清軟顎擦音 voiceless velar fricative [x / h- / 厂 -]

7. 塞擦音
- 濁齦後塞擦音 voiced postalveolar affricate [dʒ / j / ㄗ]

8. 擠喉音
- 齒齦擠喉音 alveolar ejective [t' / tʰ / th / ㄊ]

- 雙唇擠喉音 bilabial ejective [p' / pʰ / ph / ㄆ]
- 軟顎擠喉音 velar ejective [k' / kʰ / kh / ㄎ]
- 齒齦擠喉塞擦音 Alveolar ejective affricate [ts' / tsʰ / tsh / ㄘ]

二、臺語韻母符號

1. 單韻母

臺羅拼音符號	國際音標 IPA	注音符號
a	a	ㄚ
i	i	ㄧ
u	u	ㄨ
e	e	ㄝ
oo	ɔ	ㆦ
o	ə	ㆤ

2. 輔音韻母

臺羅拼音符號	國際音標 IPA	注音符號
m	m	㎡
m	n	ㄣ
ng	ŋ	㎡ / ㄥ

3. 複韻母

臺羅拼音符號	國際音標 IPA	注音符號
ia	ia	ㄧㄚ

臺羅拼音符號	國際音標 IPA	注音符號
iu	iu	ㄧㄨ
ie	ie	ㄧㄝ
ioo	iɔ	ㄧㆦ
io	iə	ㄧㄜ
iau	iau	ㄧㄚㄨ / ㄧㄠ
iai	iai	ㄧㄚㄧ / ㄧㄞ
ua	ua	ㄨㄚ
ui	ui	ㄨㄧ
ue	ue	ㄨㄝ
uai	uai	ㄨㄞ
uan	uan	ㄨㄚㄣ / ㄨㄢ
uang	uaŋ	ㄨㄚㄥ / ㄨㄤ
ai	ai	ㄚㄧ / ㄞ
au	au	ㄚㄨ / ㄠ
an	an	ㄚㄣ / ㄢ
ang	aŋ	ㄚㄥ / ㄤ
am	iŋ	ㄚㆬ / ㆰ
oe	əe	ㄜㄝ
im	im	ㄧㆬ
in	in	ㄧㄣ
ing	iŋ	ㄧㆭ / ㄧㄥ

臺羅拼音符號	國際音標 IPA	注音符號
a	a	ㄚ
i	i	ㄧ
u	u	ㄨ
e	e	ㄝ
oo	ɔ	ㄛ
o	ə	ㄜ

三. 鼻化韻 / 鼻母音 / 鼻韻母：鼻化元音

1. 單韻母

臺羅拼音符號	國際音標 IPA	注音符號
ann	ã	ㄚ
inn	ĩ	ㄧ
unn	ũ	ㄨ
enn	ẽ	ㄝ / ㄟ
onn(oonn)	ɔ̃	ㄛ

2. 複韻母

臺羅拼音符號	國際音標 IPA	注音符號
ainn	ãi	ㄞ
aunn	ãu	ㄠ

四、入聲（以輔音／子音／聲母 **p**、**t**、**k**、**h** 做爲韻尾）

臺羅拼音符號	國際音標 IPA	注音符號
-p	p	ㄅ
-t	t	ㄉ
-k	k	ㄍ
-h（喉塞入聲）	ʔ	ㄏ
ap	ap	ㄚㄅ
at	at	ㄚㄉ
ak	ak	ㄚㄍ
ah（喉塞入聲）	aʔ	ㄚㄏ

五、臺語聲調符號、調值、變調

　　以傳統白話字調號標示法爲正式方案，使用不便時得以數字標示法替代。

調　類	陰平	陰上	陰去	陰入	陽平	陽上	陽去	陽入
	1	2	3	4	5	6	7	8
調　值	半高平調	高降中降調	半低降低降調	中降半低降調	半低升半高升調		中平調	中急促平調
	44：	53：	21：	32：	24：		33：	3：臺南偏漳 54：高降半高促調
臺灣閩南語羅馬字拼音符號	tong	tóng	tòng	tok	tông		tōng	to̍k

數字式	tong1	tong2	tong3	tok4	tong5	（動）	tong7	tok8
例　字	東	黨	棟	督	同		洞	毒
變　調	<u>33</u>：	<u>44</u>：	<u>53</u>：	<u>53</u>：	<u>21</u>：		21	<u>32</u>：
	陽去7	陰平1	陰上2	陰上2調值	陰去3		陰去3	陰入4
	tong7 **tōng**	tong1 **tong**	tong2 **tóng**	入聲發音方法部位不變	入聲發音方法部位不變		tong3 **tòng**	tok4 **tok**
			陰去3「字」+「仔(á)」變調做「陰平1」。	陰入4「字」+「仔(á)」變調做「臺南54：降半促調」	臺漳高高偏		陽去7「字」+「仔(á)」變調做「陽平5」。	

備註：陽上欄位空白處表示多併入其他調類。

六、臺灣閩南語羅馬字拼音方案使用須知

（一）臺灣閩南語音節結構

　　本使用手冊介紹之內容爲臺灣閩南語羅馬字拼音方案。

　　臺灣閩南語的音節結構，和臺灣客家語、華語同樣具有五個成分，我們可以把它先分爲「聲母」、「韻母」和「聲調」三大部分，合稱爲「音節」，然後把「韻母」分爲「韻頭」、「韻腹」、「韻尾」三個成分。現在把這個音節結構表示如下：

■ 臺灣閩南語音節結構圖

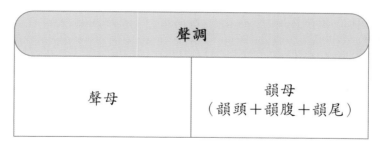

例如：「高雄有大樓」這五個字，依其音節結構，由簡而繁列表如下：

■ 音節成分比較表

例字		聲母	韻頭	韻腹	韻尾	聲調數字標示法
有	ū	零聲母	無	u	無	7
高	ko	k	無	o	無	1
樓	lâu	l	無	a	u	5
大	tuā	t	u	a	無	7
雄	hiông	h	i	o	ng	5

（二）臺灣閩南語聲母符號使用說明

臺灣閩南語聲母共有十八個音標，這十八個聲母可以排列做四欄五列，以方便記憶。列之如下：

■ 臺灣閩南語聲母表

p	邊 比 包	ph	波 普 芳	m	毛 綿 摩	b	文 武 母
t	地 圖 頂	th	他 頭 痛	n	耐 腦 怒	l	柳 伶 俐
k	求 兼 顧	kh	去 空 氣	ng	雅 娥 吾	g	語 言 業
ts	貞 節 正	tsh	出 七 星	s	時 常 事	j	入 柔 日
-	英 烏 安	h	喜 孝 行	-	-	-	-

（三）臺灣閩南語韻母及其符號使用

　　臺羅方案裡的韻母部分，簡要的列出韻母的基本音素，拼寫時，應該依照音節結構裡各成分出現的時間順序來紀錄。在臺灣閩南語普通腔中，做為「韻腹」的，一般有六個口部元音、五個鼻化元音和兩個韻化輔音。

　　「韻腹」之前有「韻頭」，有些音節缺乏「韻頭」，有些具有「韻頭」。「韻腹」之後有「韻尾」，除了沒有「韻尾」的音節以外，其他通常有九種「韻尾」。我們可以將「韻頭」、「韻腹」、「韻尾」的音素整理如下：

韻頭：i、u
韻腹：a、e、i、oo、o、u、ann、enn、inn、onn、unn、m、ng
韻尾：i、u、m、n、ng、p、t、k、h

　　下面，我們把臺灣閩南語普通腔的韻母歸入「常用韻母」，其他特殊方音或部分擬聲詞列入「其他特殊韻母」。

1. 常用韻母

(1) 陰聲韻（以元音及韻化輔音收尾的韻母）

a. 口音韻（以口元音收尾的韻母）

a	阿膠查	e	哑蝦禮	i	伊基絲
oo	烏姑都	o	蚵哥刀	u	污拘主
ai	哀該呆	au	甌溝兜	-	-
ia	耶崎爹	io	腰轎趙	iu	優糾周
ua	娃柯拖	ue	話瓜衰	ui	威規梯
iau	妖嬌雕	uai	歪乖懷	-	-

備註：臺羅方案元音 o 的實際發音，有 [o]、[ɤ]、[ə] 等方音變體。

b. 鼻音韻（具有鼻化元音及韻化輔音的韻母）

ann	餡監衫	enn	嬰更青	inn	燕邊甜
onn	好惡	m	姆媒茅	ng	秧糠酸
ainn	(hainn)	-	-	-	-
iann	纓驚城	iaunn	(iaunn)	iunn	鴦薑張
uann	鞍官單	uainn	關橫	-	-

(2) 陽聲韻（以鼻輔音收尾的韻母）

am	庵甘貪	an	安干刪	ang	尪工東	-	-
im	音金心	in	因筋津	ing	英經精	-	-
om	森蔘	ong	汪攻爽	-	-	-	-
iam	閹兼尖	ian	煙堅顛	iang	雙響涼	iong	雍宮中
un	溫君吞	uan	冤捐端				

(3) 入聲韻（以喉塞音收尾的韻母）

a. 普通喉塞韻

ah	鴨甲貼	eh	厄格塞	ih	舌缺鱉	-	-
oh	學閣桌	uh	突發	auh	軋落	-	-
iah	役屐削	ioh	藥拈惜	iuh	(tiuh)喌	iauh	(giauh ngiauh hiauh)
uah	活割屜	ueh	劃血	ooh	膜	-	-

備註：-h 爲喉塞音。

b. 鼻化喉塞韻（鼻化元音而又以喉塞音收尾的韻母）

annh	煞凹	ennh	茨	innh	(tinnh)
mh	默	iannh	(hiannh)	-	-

ngh	(phngh)	-	-	-	-

c. 普通入聲韻（以一般塞音收尾的韻母）

ap	壓 蛤 答	at	遏 結 踢	ak	握 角 觸
op	(hop)	ok	惡 國 啄	iok	育 局 陸
ip	揖 急 溼	it	乙 結 直	ik	益 極 竹
iap	葉 劫 捷	iat	閱 傑 節	iak	摔 煏
ut	熨 骨 卒	uat	越 決 絕	-	-

2. 其他的特殊韻母

(1) 陰聲韻

ioo	(hioo)	ir	於	ere	挨
er	鍋	irinn	閑	-	-
ee	家	uee	話	eeh	格
uinn	黃	ionn	鴦	-	-

備註：er 發音為 [ə] ir 發音為 [ɨ] ee 發音為 [ɛ] ere 發音為 [əe]

(2) 陽聲韻

irm	蔘	irn	恩	irng	登
eng	兵	uang	(uang)	-	-

(3) 入聲韻

aih	naih	-	-	-	-
ainnh	khainh	aunnh	haunnh	-	-
erh	郭	ereh	狹	uih	劃
irp	澀	irt	核	irk	黑

（四）臺灣閩南語聲調符號

1. 臺灣閩南語的聲調符號以傳統白話字調號標示法爲正式方案，使用不便時，得以數字標示法替代。其數字標調法舉例表示如下：

2. 其他特殊聲調：

(1) 有些方音有第 6 聲，可用「˘」標記，如：「ǒ」。

(2) 合音及三連音的第一音節有第 9 聲，可用「″」標記，如：「ő」。

(3) 輕聲符號「--」應標記在重聲與輕聲之間，輕聲符之前爲重讀音節，唸本調，輕聲符之後爲輕聲。如：āu--jit「後 -- 日」tsáu--tshut-khì「走 -- 出去」。

（五）羅馬字標記原則

1. 羅馬字標記應比照英語，地名、機關等專有名詞第一個字母大寫，如：

Tâi-pak（臺北）、Kàu-io̍k-pōo（教育部）

2. 姓氏及名字第一個字母須大寫，如：Tōo Tshong-bîng（杜聰明）

3. 每句句首第一個字母大寫，如：Guá tsin ài sńg.（我眞愛玩）

4. 調符標記優先順序爲：a > oo > e , o > i , u。以下舉例說明：

(1) ai 標在 a 上，如：ài（愛）。

(2) io 標在 o 上，如：iô（搖）。

(3) 如果 i,u 同時出現，前者是介音，後者爲主要元音，也就是 iu 標在 u 上，如：iû（油）。ui 標在 i 上，如：uī（位）。

(4) 單字母 m 標在 m 上，如：m̄（毋）。

(5) 雙字母 oo 及韻化輔音 ng 則標在第一個字母上，如：thôo（塗）及 n̂g（黃）。

(6) 三字母的雙元音（diphthong），如：ere，調符標示於後面

的 e，如：erê（鞋）。

5. 羅馬字書寫時，逗號、句點均以半形標記。間隔也採半形。例：
伊愛食魚，無愛食肉。I ài tsiah hî, bô ài tsià h bah̍.（他喜歡吃
魚，不喜歡吃肉。）

（六）連字符使用的基本原則

1. 「詞」的音節與音節之間基本上連寫，但結構太複雜或字 太
多時分寫。

2. 「詞組」內詞與詞基本上分寫，只有單音節之補語或單音節方
位詞與前一詞連寫。

3. 連寫以插入連字符「－」表示，分寫以空一格表示。

常用漢藥材分類

一、根、根莖類 21 味

No	漢藥材	臺語標音
1	人參 / 蔘	lîn/jîn-sim/sam/som
2	西洋參 / 蔘	se-iûnn-sim/sam/som
3	三七	sam-tshit
4	黃連	n̂g-nî
5	當歸	tong-kui
6	龍膽	lîng/liông-tánn
7	黃芪	n̂g-kî
8	甘草	kam-tshó
9	山藥	suann-io̍h
10	天麻	thian>thien>then-muâ
11	黨蔘	tóng-sim/sam/som
12	柴胡	tshâ-ôo
13	白芷	pe̍h-tsí
14	烏頭	oo-thâu
15	大黃	tuā-hông

No	漢藥材	臺語標音
16	地黃	tuē/tē-hông
17	丹參／蔘	tan-sim/sam/som
18	川芎	tshuan-kiong
19	貝母	puè-bú/bó
20	延胡索	iân-ôo-soh
21	太子參／蔘	thài-tsú-sim/sam/som

備註：「>」，字音演變符號，後面章節同義。

二、花類 4 味

No	漢藥材	臺語標音
1	西紅花	se-âng-hue
2	紅花	âng-hue
3	菊花	kiok-hue

三、果實種子類 5 味

No	漢藥材	臺語標音
1	薏苡仁	ì-í-lîn/jîn
2	羅漢果	lô-hàn-kó
3	砂仁	sa-lîn/jîn
4	枸杞	kóo-kí

No	漢藥材	臺語標音
5	山茱萸	suann-tsu-lû/jû

四、皮類 2 味

No	漢藥材	臺語標音
1	杜仲	tōo-tiōng
2	肉桂	liȯk/jiȯk-kuì

五、全草類 4 味

No	漢藥材	臺語標音
1	細辛	suè/sè-sin
2	薄荷	pȯh-hó/hô
3	魚腥草	臭臊草 tshàu-tsho-tsháu/ 魚臊草 hî-tsho-tsháu
4	金銀花	kim-gûn/gîn-hue

本草綱目類部

一. 草部

1. 30 味

No	藥材	臺語標音
1	甘草	kam-tshó
2	黃芪	n̂g-kî
3	淫羊霍 / 藿	îm-iûnn/iônn-hok
4	仙茅	sian>sien>sen-hm̂/m̂/mâu
5	玄參	hiân-sim/sam/som
6	地榆	tuē/tē-lû/jû
7	丹參	tan-sim/sam/som
8	紫參	tsí-sim/sam/som
9	人蔘	lîn/jîn-sim/sam/som
10	沙參	sa-sim/sam/som
11	薺苨	tsē-bîn
12	桔梗	kiat>kiet>ket-kīng
13	長松	tn̂g-siông
14	黃精	n̂g-tsing

No	藥材	臺語標音
15	萎 / 菱蕤	ui/sui-lâi/luê/lê 「萎」蕤，亦作「菱」蕤。
16	知母	ti-bú/bó
17	肉蓯蓉	liȯk/jiȯk-tsiong-iông
18	列當	liȧt>liȧt>lȧt-tong
19	赤箭（天麻）	tshiah-tsìnn
20	術（白朮）	sȧt (pȧh-tsȧt)
21	蒼朮	tshong-tsȧt
22	狗脊	káu-tsik
23	貫眾	kuàn-tsiòng
24	巴戟天	pa-kik-thian>thien>then
25	遠志	uán-tsì
26	紫草	tsí-tshó
27	白頭翁	pȧh-thâu-ong/pȧh-thâu-khok-á
28	白及	pȧh-kip
29	三七	sam-tshit
30	黃連	̂ng-nî

2. 30 味

No	藥材	臺語標音
1	胡黃連	hôo-̂ng-nî
2	黃芩	̂ng-khîm

No	藥材	臺語標音
3	秦艽	tsîn-kau
4	茈胡（柴胡）	tsí-ôo (tshâ-ôo)
5	前胡	tsiân-ôo
6	防風	hông-hong
7	獨活	to̍k-hua̍t
8	升麻	sing-bâ
9	苦參	khóo-sim/sam/som
10	白鮮	pe̍h-sian
11	延胡索	iân>iên>ên-ôo-soh
12	貝母	puè-bú/bó
13	山慈姑 / 菇	suann-tsû-koo
14	石蒜	tsio̍h-suàn
15	白茅	pe̍h-hm̂
16	龍膽	lîng/liông-tánn
17	細辛	suè/sè-sin
18	及己	kip-kí
19	徐長卿	tshî-tiông/tiâng-khing
20	白薇	pe̍h-bî
21	白前	pe̍h-tsiân/tsîng
22	錦地羅	gím-tuē/tē-lô/lôo
23	檀香	tuânn-hiunn
24	鎖陽	só-iông/iâng

No	藥材	臺語標音
25	鐵線草	thih-suànn-tsháu
26	當歸	tong-kui
27	芎窮 / 藭	kiong-kîng
28	蘼蕪	bê/muê-bû
29	蛇床	siâ-tshông
30	藁本	kó-pún

3. 30 味

No	藥材	臺語標音
1	白芷	pe̍h-tsí
2	芍藥	tsiok-io̍h
3	牡丹	bóo-tan
4	木香	ba̍k-hiunn
5	甘松香	kam-siông-hiunn
6	杜若	tōo-lio̍k/jio̍k
7	高良姜	ko-liông/liâng-kiunn/kionn
8	鬱金	ut-kim
9	薑黃	kiunn/kionn-n̂g/uînn
10	補骨脂	póo-kut-tsi
11	蓽龍	pit-lông/long
12	益智子	ik-tì-tsí
13	縮砂密	sok-sa-bit

No	藥材	臺語標音
14	白豆蔻	pe̍h-tāu-khòo
15	豆蔻	tāu-khòo
16	蓬莪茂	hông-gôo/ngôo-bōo
17	荊三棱 / 稜	king-sam-lîng
18	莎草	sa-tshó/sua-tsháu
19	香附子	hiong-hū-tsú
20	藿香	hok-hiunn
21	熏 / 薰草	hun-tsháu
22	蘭草	lân-tsháu
23	澤蘭	tik-lân
24	馬蘭	má-lân
25	香薷	hiunn-liû/jiû/lû/jû
26	假蘇	ké-soo
27	薄荷	po̍h-hó/hô
28	水蘇	tsuí-soo
29	野菊	iá-kiok
30	淹 / 奄閭	iam/iám-lû/lî；奄閭，蒿也。

4. 30 味

No	藥材	臺語標音
1	茵陳蒿	in-tîn-ko
2	青蒿	tshinn/tshenn-ko

No	藥材	臺語標音
3	白蒿	pe̍h-ko
4	茺 / 菖蔚（益母草） 菖蔚子	tshiong-uì（ah/ik-bú/bó-tsháu） tshiong-uì-tsí
5	夏枯草	hē-koo-tsháu
6	劉寄奴草	lâu-kià-lôo-tsháu
7	旋夏花	suân-hē-hue
8	青葙	tshing-siong/siang； tshinn/tshenn-siunn/sionn
9	雞冠	kue/ke-kuan
10	紅藍花	âng-nâ-hue
11	番紅花	huan-âng-hue
12	燕脂	ian>ien>en-tsi 胭脂
13	大薊	tuā-kè
14	小薊	sió-kè
15	續斷	sio̍k-tuān
16	漏盧	lāu-lôo
17	苧麻	tuē-muâ
18	茼麻	khīng/khîng-muâ
19	大青	tuā-tshinn/tshenn
20	小青	sió-tshinn/tshenn
21	胡蘆巴	hôo-lôo-pa
22	蠡實	lé-sit

No	藥材	臺語標音
23	惡實呆耳	ok-sit tai-ní
24	無名精	bû-bîng-tsing
25	希 / 豨薟	hi-hiam
26	甘蕉	kam-tsio
27	蘘荷	sui-hó/hô
28	燈心草	ting-sim-tsháu
29	木賊	bȯk-tsik
30	麻黃	muâ-n̂g

5. 30 味

No	藥材	臺語標音
1	地黃	tuē/tē-hông
2	牛膝	giû/ngiû-tship; giû/ngiû-tshik
3	紫菀	tsí-uán
4	麥門 / 文冬	bik-bûn-tong
5	萱草	suan-tsháu
6	淡竹葉	tām-tik-hiȯh
7	鴨跖草	ah-tsiah-tsháu
8	蜀葵	siȯk/sȯk-kuî
9	龍葵	lîng/liông-kuî
10	酸漿	sng-tsiunn/suinn-tsionn
11	蜀羊泉	siȯk/sȯk-iûnn-tsuânn

No	藥材	臺語標音
12	敗醬	pāi-tsiùnn/tsiònn
13	款冬花	khuán-tang/tong-hue
14	鼠麴草	tshú-khak-tsháu
15	決明	kuat-bîng
16	地膚	tuē/tē-hu
17	瞿麥	kû-be̍h
18	王不留行	ông-put-liû-hîng
19	葶藶	tîng-lik；一名「大室（tāi-sit/sik）」、「丁歷（ting-lik）」
20	車前	ku-tsîan/tsîng
21	馬鞭草	bé-pinn-tsháu
22	蛇含	siâ-hâm
23	鱧腸	lé-tiông
24	連翹	liân-khiàu
25	蒴翟	sok-tik
26	藍澱	lâm-tiān
27	青黛	tshing-tāi
28	甘藍	kam-lâm
29	水蓼	tsuí-liáu/lio̍k
30	馬蓼	bé-liáu/lio̍k

6. 30 味

No	藥材	臺語標音
1	紅／葒草	âng/hông-tsháu
2	虎杖	hóo-thiōng
3	萹／扁蓄	pián-thiok
4	蒺藜	tsik/tsit-lê
5	谷／穀精草	kok-tsing-tsháu
6	海金沙	hái-kim-sua
7	半邊蓮	puànn-pinn-liân
8	紫花地丁	tsí-hue-tuē/tē-ting
9	見腫消	kiàn/kìnn-tsíng-siau
10	大黃	tāi-hông
11	商陸	siong/siang-liȯk/jiȯk
12	狼毒	lông-tȯk
13	防葵	hông-kuî
14	狼牙	lông-gê
15	閭茹	lû/lî-lû/jû
16	大戟	tāi-kik
17	澤漆	tik-tshat
18	甘遂	kam-suī
19	續隨子	siȯk-suî-tsú
20	莨菪	lông-tōng
21	蓖麻	pi-muâ

No	藥材	臺語標音
22	蜀漆	siok/sok-tshat
23	藜蘆	lê-lôo
24	附子	hū-tsú
25	天雄	thian>thien>then-hiông
26	側子	tshik-tsí/tsú
27	漏籃子	lāu-nâ-tsí
28	烏頭	oo-thâu
29	白附子	peh-hū-tsú
30	虎掌	hóo-tsióng/tsiúnn

7. 30 味

No	藥材	臺語標音
1	局箬	kiok-liok
2	半夏	puàn-hā
3	蚤休	tsáu-hiu
4	鬼臼	kuí-kū/khū
5	射干	siā-kan
6	玉簪	giok-tsiam
7	鳳仙	hōng-sian>sien>sen
8	坐拿草	tsē-ná-tsháu
9	曼陀羅花	bān-tô-lô-hue
10	羊躑躅	iûnn/iônn-tik-tiok

No	藥材	臺語標音
11	芫花	uân/iân>iên>ên-hue
12	莽草	bóng-tsháu
13	茵芋	in-ōo
14	石龍芮	sik-liông-luē/juē
15	鉤吻	kau-bún
16	菟絲子	thòo-si-tsí
17	覆盆子	hok/phak-phûn-tsí
18	使君子	sú-kun-tsú
19	木鱉子	bo̍k-pih-tsí
20	番木鱉	huan-bo̍k-pih
21	馬兜鈴	bé-tau-lîng
22	盍藤子	a̍p-tîn-tsí
23	預知子	ū/ī-ti-tsí
24	牽牛子	khan-gû-tsú
25	旋花	suân-hue
26	紫葳	tsí-ui
27	營實牆（薔）蘼	iânn-sit-tshiûnn-bê/muê
28	月季花	ge̍h/gue̍h-kuì-hue
29	栝／括樓	kuat/kuah-lâu
30	王瓜	ông-kue

8. 30味

No	藥材	臺語標音
1	天門冬	thian>thien>then-bûn-tong
2	百部	pah-pōo
3	何首烏	hô-siú-oo
4	萆解 / 薢	pi-kái/kai
5	菝葜	pát-khat
6	土茯苓	thôo-hȯk-lîng
7	白蘞	pėh-liám
8	山豆根	suann-tāu-kun/kin
9	黃藥子	n̂g-iȯh-tsí
10	白藥子	pėh-iȯh-tsí
11	威靈仙	ui-lîng-sian>sien>sen
12	茜草	tshiàn-tsháu
13	防己	hông-kí
14	通 / 蓪草	thong-tshó
15	通脫木	thong-thuat-bȯk
16	鉤藤	kau-tîn
17	白英	pėh-ing
18	烏蘞莓	oo-liám-muî/m̂
19	律草	lȧt-tsháu
20	絡石	lȯk-tsiȯh
21	木蓮	bȯk-liân>liên>lên

No	藥材	臺語標音
22	忍冬	lím/jím-tang
23	馬勃	má-pȯk/pùt
24	澤瀉	tik-sià
25	羊蹄	iûnn-tuê/iônn-tê
26	酸模	sng/suinn-bôo/môo
27	菖蒲	tshiong-pôo
28	水萍	tsuí-phiô
29	萍蓬草	pîng-hông-tsháu
30	水藻	tsuí-tsó

9. 18味

No	藥材	臺語標音
1	海藻	hái-tsó
2	昆布	khun-pòo
3	石斛	tsiȯh-hȧk
4	骨碎補	kut-tshuì-póo
5	石韋	tsiȯh-uî
6	金星草	kim-tshinn/tshenn-tsháu
7	景天	kíng-thian>thien>then
8	虎耳草	hóo-hīnn-tsháu
9	石胡荽	tsiȯh-hôo-sui
10	螺旋草	lê-tsng/suân-tsháu

No	藥材	臺語標音
11	酢漿草	tsà-tsiunn/tsionn-tsháu 鹽酸仔草
12	地錦	tuē/tē-gím
13	陟厘	tik-lî/li 紙名
14	昨葉何草	tsȯk-iȧp-hô-tshó
15	土馬	thóo-má/thôo-bé
16	卷柏	kńg-peh/kuán-peh
17	石松	tsiȯh-siông
18	馬勃	má-pȯk/bé-pṳt

二、木部

1. 30味

No	藥材	臺語標音
1	丁香	ting-hiunn
2	松杉桂	siông sam kuì
3	木蘭	bȯk-lân
4	辛夷	sin-î
5	降眞香	kàng-tsin-hiunn
6	楠樟	lâm-tsiunn
7	釣樟	tiò-tsiunn
8	楓香脂	png/puinn-hiunn-tsi
9	熏陸香	hun-liȯk-hiunn

No	藥材	臺語標音
10	沒藥	bȯk/bȯt/buȧt-iȯh（末藥）
11	騏竭	kî-kiȧt>kiȧt>kȧt
12	安歇／息香	an-hioh-hiunn
13	龍腦香	lîng-náu/liông-náu/liông-ló/-hiunn
14	樟腦	tsiunn-ló/tsionn-ló
15	檀香	tân/tuânn-hiunn
16	蘆薈	lôo-hē/huē
17	烏木	oo-bȧk
18	蘇方木	soo-hong-bȯk
19	蕪／莁荑	bû-tê/tuê/î
20	巴豆	pa-tāu
21	大風子	tuā-hong-tsí
22	阿魏	a-guī
23	相思子	siunn-si-tsí
24	桑柘楮榆	song/sng tsià thú/thí lû/jû
25	白楊	pik-îong/pėh-iûnn
26	水楊	tsuí-iông;（青楊）tshinn/tshenn-iûnn
27	樹柳	tshiū-liú
28	檉柳	kiȧh-liú
29	訶黎勒	ho-lê-lik
30	無患子	bû-huān-tsí

2. 30味

No	藥材	臺語標音
1	肥筇莢	puî-kiông-kiap
2	皂莢／夾	tsô-kiap
3	合歡	hảp-huan
4	秦皮	tsîn-phê/phuê
5	槐楝	huâi-līng
6	海桐	hái-tông
7	罌子桐	ing-tsí-tông
8	梧桐	gôo-tông
9	桐楸漆	tông/tshiu/tshat
10	椿樗	thun-huā
11	杜仲	tōo-tiōng
12	厚朴	kāu-phok
13	小檗	sió-giảt>giẻt>gẻt
14	檗木	giảt>giẻt>gẻt-bỏk
15	樺木	huā/huâ-bỏk
16	棕櫚	tsang-lû/lî
17	烏臼木	oo-kū/khū-bỏk
18	枸橘	kóo-kiat>kiet>ket
19	梔子	tsi-tsú
20	酸棗	sng/suinn-tsó
21	白棘	pẻh-kik

No	藥材	臺語標音
22	蕤核	luê/lê-hu̍t
23	山茱萸	suann-tsu-lû/jû
24	胡頹子	ôo-tuê-tsí
25	金櫻子	kim-ing-tsí
26	郁李	hiok/iok-lí
27	鼠李	tshú/tshí-lí
28	女貞	lú/lí-tsing
29	冬青	tang-tshinn/tshenn
30	枸骨	kóo-kut

3. 17味

No	藥材	臺語標音
1	豬苓	tu/ti-lîng
2	雷丸	luî-uân
3	桑上寄生	桑寄生 song-kià-sing/sinn/senn
4	竹黃	tik-hông
5	紫荊	tsí-king
6	木槿	bo̍k-kín
7	南燭	lâm-tsik
8	五加	ngóo-ka
9	枸杞	kóo-kí

No	藥材	臺語標音
10	地骨皮	tuē/tē-kut-phê/phuê
11	衛矛	uē/uī-mâu/bâu
12	石南	tsióh-lâm
13	牡荊	bóo-king
14	木芙蓉	bȯk-phû-iông/jiông
15	接骨木	tsiap-kut-bȯk
16	茯苓	hȯk-lîng
17	琥珀	hóo-phik

三、土部

1. 20 味

No	藥材	臺語標音
1	白堊	pȯh-ok/oh
2	黃土	n̂g/uînn-thôo
3	東壁土	tang-piah-thôo
4	胡燕窠土	ôo-iàn>ièn>èn-kho-thôo
5	土蜂窠	thôo-phang-kho
6	蜣螂轉丸	khiong-lông tn̂g/tuínn-uân
7	蟻垤土	hiā-tiȧt>tiȧt>tȧt-thôo
8	白蟻泥	pȯh-hiā-nî

No	藥材	臺語標音
9	蚯蚓泥	khiu-ín-nî 土蚓泥 thôo/tōo-ún/kún/gín-nî
10	烏爹泥	oo-tia-nî
11	伏龍肝	ho̍k-lîng-kuann
12	土墼	thôo-kat
13	白瓷器	pe̍h-tsû-khì
14	烏古瓦	oo-kóo-hiā
15	古磚	kóo-tsng
16	煙膠	ian>ien>en-ka
17	釜臍墨	hū/póo-tsâi-ba̍k
18	百草霜	pah-tsháu-sng
19	鍛灶灰	tuàn/thuàn-tsàu-hu
20	樑上塵	niû-siōng-thûn

四、火部

1. 5味

No	藥材	臺語標音
1	炭火	thuànn-hé/hué
2	艾火	hiānn-hé/hué
3	針火	tsiam-hé/hué
4	燈火	ting-hé/hué

No	藥材	臺語標音
5	神針火	sîn-tsiam-hé/hué

五、穀部

1. 29味

No	藥材	臺語標音
1	胡麻	ôo-muâ
2	大麻	tuā-muâ(mâ)
3	小麥	sió-bėh
4	大麥	tuā-bėh
5	雀麥	tshiok-bėh
6	蕎麥	kiâu-bėh
7	蜀黍	siȯk/sȯk-sú
8	玉蜀黍	giȯk-siȯk/sȯk-sú; 番麥 huan-bėh
9	稻粳秈稷黍	tō/tiū tīng sian tsik sú
10	梁粟稗	liông tshik phē/phuē
11	罂子	sim/sam/som-tsí
12	薏苡仁	ì-í-lîn/jîn
13	罂子粟	ing-tsí-siok
14	阿芙蓉	a-hû-iông; 阿片 a-phiàn>phièn>phèn

No	藥材	臺語標音
15	大豆	tuā-tāu
16	黃大豆	n̂g/uînn-tuā-tāu
17	赤小豆	tshiah-sió-tāu
18	綠豆	lik-tāu
19	豌豆	uán-tāu
20	蠶豆	tshân/tshâm-tāu
21	豇豆	kang-tāu
22	扁豆	pínn-tāu
23	刀豆	to-tāu
24	大豆豉	tuā-tāu-sīnn/sī
25	豆腐	tāu-hū
26	蒸餅	tsing-piánn
27	神曲	sîn-khik
28	紅曲	âng-khik
29	糵米	giȧt>giȧt>gȧt-bí

六、果部

1. 30味

No	藥材	臺語標音
1	李杏	lí-hīng
2	巴旦杏	pa-tàn-hīng

No	藥材	臺語標音
3	榔梅	lông-muî
4	桃、栗、烏芋、梨	thô la̍t/lik oo-ōo lâi
5	木瓜	bo̍k-kue/kua
6	楂子	tsa-tsí
7	山楂	san-tsa
8	林檎	lîm-khîm
9	柿、楒、柏、橘、柑、橙	khī ut peh kiat>kiet >ket kam tîng
10	安石榴	an-tsio̍h-liû
11	枸櫞	kóo-uân/iân>iên>ên
12	枇杷	pî/khî/gî-pê
13	楊梅	iûnn-muî
14	柚	iū
15	銀杏	gûn/gîn-hīng
16	胡桃	ôo-thô
17	榛子	tsin-tsí
18	櫻桃	ing-thô
19	橡實	tshiūnn-sit
20	槲實	ho̍k-sit
21	荔枝	nāi/lē-tsi
22	阿月渾子	a-gua̍t-hûn-tsú 開心果
23	橄欖	kám-lám

No	藥材	臺語標音
24	梐實	huí-sit
25	海松子	hái-siông/tshîng-tsí
26	龍眼	gîng-gíng/ńg
27	椰子	iâ-tsí
28	波羅蜜	pho-lô-bit
29	無花果	bû-hua-kó
30	檳榔	pin/pun-nńg

2. 21味

No	藥材	臺語標音
1	枳	tsí
2	秦椒	tsîn-tsio
3	蜀椒	siok/sȯk-tsio
4	馬檳榔	má-pin/pun-nńg
5	畢澄茄	pit-tîng-kê
6	茱萸	tsu-lû/jû
7	鹽麩子	iâm-hu-tsí
8	胡椒	hôo-tsio
9	甜瓜	tinn-kue
10	西瓜	si-kue
11	葡萄	phû-thô/phô-tô
12	茗	bīng

No	藥材	臺語標音
13	獼猴桃	bî/mih-kâu-thô
14	甘蔗	kam-tsià
15	沙糖	sua-thn̂g
16	嬰奧	ing-ò
17	蓮藕	liân/lîng-ngāu
18	芰實	kī-sit
19	芡實	kiām/khiām-sit
20	石蜜	tsio̍h-bit
21	慈姑	tsû-koo

七、鱗部

1. 28 味

No	藥材	臺語標音
1	龍吊	lîng/liông-tiàu
2	鱷魚	kho̍k-hî
3	鯪鯉	lâ-lí
4	石龍子	tsio̍h-lîng/liông-tsú
5	守宮	siú-kiong
6	蛤蚧	kap-kài
7	蛇蛻	sîa-thuè。 「蛇蛻（tsuâ-thuè）殼」

No	藥材	臺語標音
8	蚺／蚦蛇	liam-tsuâ
9	白花蛇	pe̍h-hue-tsuâ
10	烏蛇	oo-tsuâ
11	水蛇	tsuí-tsuâ
12	石首魚	tsio̍h-siú-hî/hû
13	鮰魚	sî-hî/hû
14	鯽魚	tsik/tsit (-á) -hî/hû
15	鱖魚	kuè/kuì-hî/hû
16	金魚	kim-hî/hû
17	鱧魚	lé-hî/hû
18	鰻鱺魚	muâ-lê-hî/hû
19	鱔魚	siān>siēn>sēn-hî/hû
20	鰍魚	tshiu-hî/hû
21	黃穎魚	n̂g/uînn-sóng-hî/hû
22	烏賊魚	oo-tsik-hî/hû; 墨賊仔 ba̍k/ba̍t-tsa̍t-á
23	蝦	hê
24	海馬	hái-bé
25	鰾	piō/phiô
26	魚子	hî/hû-tsí
27	鯉魚	lí-hî/hû
28	青魚	tshinn/tshenn-hî/hû

八、獸部

1. 28 味

No	藥材	臺語標音
1	豕	sú/sí；豬 ti/tu
2	狗	káu
3	羊	iûnn/iônn
4	牛	gû/giû
5	馬	bé
6	驢	lû/lî
7	駝	tô
8	阿膠	a-ka
9	黃明膠	ng/uînn-bîng-ka
10	牛黃	giû/gû-hông
11	鮓答	tsā-tap
12	狗寶	káu-pó
13	虎	hóo
14	豹	pà
15	象	tshiūnn/tshiōnn
16	犀（牛）	sai (gû)
17	野豬	iá-tu/ti
18	熊	hîm
19	羚羊	lîng-iûnn/iônn

No	藥材	臺語標音
20	鹿麋麝	lȯk bî siā
21	靈貓	lîng-bâ
22	貓	niau
23	湍	thuan
24	兔	thòo
25	水獺	tsuí-thuah
26	鼠	tshú/tshí
27	蝟	uī
28	獮猴	bî/mih-kâu

九、禽部

1. 16味

No	藥材	臺語標音
1	鶴	hȯh
2	鵜鶘	thê-ôo
3	鵝	giâ/gô
4	鶩	bȯk/bȧk/bū
5	鳧	hû
6	雞	kue/ke
7	雉	tī/thī/khī
8	鴿	kap/kah

No	藥材	臺語標音
9	雀	tshik/tshiok
10	伏翼	ho̍k-sit
11	寒號蟲	hân-hō-thâng
12	斑鳩	pan-kiu
13	烏鴉	oo-a
14	鵲	tshiok
15	鷹	ing
16	鶚	go̍k

十、蟲部

1. 30 味

No	藥材	臺語標音
1	蜂蜜	phang-bi̍t
2	蜜蠟	bi̍t-la̍h
3	蜜蜂	bi̍t-phang
4	土蜂	thóo-phang
5	露蜂房	lōo-phang-pâng
6	藝翁	gē-ong
7	蟲白蠟	thâng-pe̍h-la̍h
8	螳螂	tông-lông
9	桑螵蛸	song-phiau-siau

No	藥材	臺語標音
10	原蠶	guân-tshâm /tshân/tshîng/tshâinn
11	九香蟲	kiú-hiong-thâng
12	樗雞	huā/tshu/tshi-kue/ke 莎雞謂之樗雞
13	斑蝥 / 螌蝥	pan-mâu
14	芫青	guân-tshing
15	葛上亭長	kat-siōng/siâng-tîng-tióng/tiáng
16	地膽	tuē/tē-tánn
17	蜘蛛	ti-tu
18	壁錢	piah-tsînn
19	蠍	giat>giet>get/hiat>hiet>het
20	水蛭	tsuí-tsit；蜈蜞 ngôo/gôo-khî/kî
21	蛆	tshu/tshi
22	蠐螬	tsê-tsô
23	蚱蟬	thē-siân>siên>sên
24	蟬蛻	siân>siên>sên-thuè
25	蜣螂	khiong-lông
26	天牛	thinn-gû； 牛角踭仔 gû-kak-uainnh-á 牛牤踭 gû-káng-uainnh
27	螻蛄	lâu-koo 杜伯仔 tōo-peh-á
28	螢火	îng-hé/hué

No	藥材	臺語標音
29	衣魚	ui- hî 蠹魚 tòo-gû/hî、書蟲 tsu-thâng
30	鼠婦	tshú/tshí-hū

2. 12味

No	藥材	臺語標音
1	蔗蟲	tsià-thâng
2	蜚蠊	huī-liâm
3	蜚虻	huī-bîng
4	蟾蜍	siâm-sû/tsiunn-tsû /tsiunn-tsî、 tsong/tsiong-tsû/tsî
5	蛤蟆	hâ-bôo
6	蛙	kue/ke/ua
7	蝌蚪	kho-táu / tōo-kuai-á
8	蜈蚣	giâ-kang
9	蚯蚓	khiu-ún / tōo-ún-á
10	蝸牛	o-gîu / 露螺 lōo-lê
11	蛞蝓	khuah-û/î 無殼露螺 bô-khak lōo-lê
12	蛔蟲	huê-thâng、būn/bīn-thâng

十一、介部

1. 15味

No	藥材	臺語標音
1	水龜	tsuí-ku
2	玳瑁	tāi-buē/bē
3	鱉	pih
4	蟹	hē/huē
5	牡蠣	bóo-lē；蠔 / 蚵仔 ô-á
6	蚌	pāng
7	眞珠	tsin-tsu
8	石決明	tsio̍h-kuat-bîng
9	海蛤	hái-kap
10	蛤蜊	kap-lâ/kap-lāi/kap-lûi/kap-lê 蚶 / 蜊仔（ham/lâ-á）
11	車渠	tshia-kû/kî
12	貝子	puè-tsí 俗稱用貝殼製成的錢幣 爲「貝子」
13	淡菜	tām-tshài
14	田螺	tshân-lê
15	蝸螺	o-lê

十二、菜部

1. 30 味

No	藥材	臺語標音
1	韭、蔥、薤、蒜、葫、芥	kú/tshang/hāi/suàn/hôo/kuà
2	芸薹	ûn-tâi
3	白芥	peh-kuà
4	蕪菁	bû-tshing 諸葛菜 tsu-kat-tshài
5	萊菔	lâi-pok 蘿蔔（菜頭）
6	生薑	tshinn/tshenn-kiunn/kionn
7	乾薑	ta-kiunn/kionn
8	胡荽	hôo-sui；芫荽 iân>iên>ên-sui
9	水芹	tsuí-khûn/khîn
10	茴香	huê-hiong/hiang
11	菠菜	菠薐菜 / 仔 pe/pue-lîng-tshài/á
12	薺菜	tsê-tshài
13	蕲	sik
14	雞腸草	kue/ke-tĥg/tuînn-tsháu
15	苜蓿	bok-siok
16	莧	hīng/hiān>hiēn>hēn/hāng
17	馬齒莧	bé-khí-hiān>hiēn>hēn
18	苦菜	khóo-tshài

No	藥材	臺語標音
19	萵苣	o-í/kú/kí
20	翻白草	huan-pe̍h-tsháu
21	蒲公英	pôo-kong-ing
22	蕺、蕨、薇、藜、芋、茄	tsip kuat/keh/kueh bî lê ōo kê / kiô
23	翹搖	khiàu-iô
24	鹿藿	lo̍k-hok
25	薯蕷	sū/tsû-ū
26	甘薯	kam-sū/tsû
27	百合	pik-ha̍p
28	竹筍	tik-sún
29	壺盧	hôo-lôo
30	苦瓠	khóo-hôo/ôo

2. 20味

No	藥材	臺語標音
1	石花菜	tsio̍h-hue-tshài
2	冬瓜	tang-kue
3	南瓜	lâm-kue：金瓜 kim-kue
4	胡瓜	瓜仔哖 kue-á-nî
5	絲瓜	菜瓜 tshài-kue
6	苦瓜	khóo-kue

No	藥材	臺語標音
7	紫菜	tsí-tshài
8	石蓴	tsiȯh-sûn
9	鹿角菜	lȯk-kak-tshài
10	龍鬚菜	lîng-tshiu-tshài
11	睡菜	suī-tshài
12	芝	tsi
13	木耳	bȯk-ní
14	皂莢蕈	tsô-kiap-tsīm/sîm
15	香蕈	hiong/hiang-tsīm/sîm
16	蘑菇蕈	môo-koo-tsīm/sîm
17	雞菌	kue/ke-kún/khún
18	土菌	thôo-kún/khún
19	地耳	tuē/tē-ní
20	石耳	tsiȯh-ní

十三、水部

1. 15味

No	藥材	臺語標音
1	露水	lōo/lòo-tsuí
2	明水	bîng-tsuí
3	冬霜	tang-sng

No	藥材	臺語標音
4	臘雪	làh-seh
5	夏冰	hā/hē-ping
6	半天河	puànn-thian>thien>then-hô
7	流水	lâu-tsuí
8	井泉水	tsínn/tsénn-tsuânn-tsuí
9	醴泉	lé-tsuânn
10	溫湯	un-thng/thuinn
11	鹽膽水	iâm-tánn-tsuí
12	阿井泉	a-tsínn/tsénn-tsuânn
13	地漿	tuē/tē-tsiunn/tsionn
14	熱湯	liàt/jiàt-thng/thuinn
15	漿水	tsiunn/tsionn-tsuí

十四、人部

1. 6味

No	藥材	臺語標音
1	人中黃	lîn/jîn-tiong-hông
2	人尿	lâng-liō/jiō
3	亂髮	luān-huat
4	溺白沂	lik-pèh-gî/hî 人尿桶內或尿缸內的灰白色沉澱物，以風晒久乾者爲好

No	藥材	臺語標音
5	秋石	tshiu-tsio̍h
6	人胞	lîn/jîn-pau 胎盤

十五、金石部

1. 30 味

No	藥材	臺語標音
1	銀	gûn/gîn
2	自然銅	tsū-liân/jiân-tâng
3	銅青	tâng-tshinn/tshenn
4	鉛	iân>iên>ên
5	鉛霜	iân>iên>ên-sng
6	粉錫	hún-siah
7	鉛丹	iân>iên>ên-tan
8	密陀僧	bit-tô-tsing
9	錫鐵	siah-thih
10	鐵粉	thih-hún
11	鐵落	thih-lo̍k
12	鐵精	thih-tsing
13	白石英	pe̍h-tsio̍h-ing
14	水銀	tsuí-gûn/gîn
15	水銀粉	tsuí-gûn/gîn-hún

No	藥材	臺語標音
16	粉霜	hún-song
17	銀硃	gûn/gîn-tsu
18	靈砂	lîng-se
19	雄黃	hîng/hîn-hông / hiông-hông
20	雌黃	tshu/tshi-hông
21	石膏	tsio̍h-ko
22	滑石	ku̍t-tsio̍h/sik
23	不灰木	put-hu-bo̍k
24	五色石脂	ngóo-sik-tsio̍h-tsi
25	爐甘石	lôo-kam-tsio̍h
26	無名異	bû-bîng-ī
27	石鐘乳	tsio̍h-tsing-lú/jú
28	石腦油	tsio̍h-náu/ló-iû
29	石炭	tsio̍h-thuànn
30	石灰	tsio̍h-he/hue

2. 30 味

No	藥材	臺語標音
1	陽起石	iông/iâng-khí-tsio̍h
2	慈石	tsû-tsio̍h
3	代赭石	tāi-tsiá-tsio̍h
4	禹餘糧	ú-û-liông

No	藥材	臺語標音
5	空青	khang-tshinn/tshenn
6	曾青	tsîng/tsing-tshinn/tshenn
7	綠青	lik-tshinn/tshenn
8	扁青	pínn-tshinn/tshenn
9	石膽	tsióh-tánn
10	砒石	phue/phe-tsióh
11	金星石	kim-tshinn/tshenn-tsióh
12	礞石	bông-tsióh
13	花乳石	hue-lú/jú-tsióh
14	金牙石	kim-gê-tsióh
15	石燕	tsióh-iàn>ièn>èn
16	食鹽	sit-iâm
17	鹽	iâm
18	鹵鹼	lóo-kinn
19	凝水石	gîng-tsuí-tsióh
20	玄精石	hiân>hiên>hên-tsing-tsióh
21	朴硝 （硭硝、馬牙硝）	phok/phoh-siau (bông-siau/bé-gê-siau)
22	玄明粉	hiân>hiên>hên-bîng-hún
23	硝石	siau-tsióh
24	硇砂	lâu/nâ-se
25	蓬砂	hông-se

No	藥材	臺語標音
26	石硫磺	tsióh-liû-hông
27	石硫赤	tsióh-liû-tshiah
28	礬石	huân-tsióh
29	綠礬	lik-huân
30	黃礬	n̂g/uînn-huân

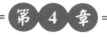

補虛藥

一、補氣藥 15 味

No	漢藥材	臺語標音
1	人參	lîn/jîn-sim/sam/som
2	西洋參	se-iûnn-sim/sam/som
3	黨參	tóng-sim/sam/som
4	太子參	thài-tsú-sim/sam/som
5	黃芪	n̂g-kî
6	白术	peh-tsut
7	山藥	suann-ioh
8	白扁豆	peh-pínn-tāu
9	甘草	kam-tshó
10	大棗	tuā-tsó
11	刺五加	tshì-ngóo-ka
12	絞股藍	ká-kóo-nâ
13	沙棘	sa-kik
14	紅景天	âng-kíng-thian>thien>then
15	蜂蜜	phang-bit

1. 人參：是五加科人參屬的一種，具有肉質的根，可藥用，主要生長在東亞，特別是寒冷地區。

2. 西洋參：爲五加科植物西洋參的乾燥根。均係栽培品，秋季採挖，洗淨，晒乾或低溫乾燥。

3. 黨參：爲桔梗科多年生草本植物黨參、素花黨參或川黨參的乾燥根。

4. 太子參：爲石竹科植物孩兒參的乾燥塊根。

5. 黃芪：又稱北芪，亦作黃耆。春秋兩季採挖，除去鬚根及根頭，晒乾，切片，生用或蜜炙用。

6. 白术：是多年生草本植物白術的乾燥根莖。

7. 山藥：爲薯蕷科多年蔓生草本植物薯蕷的根莖。

8. 白扁豆：就是俗稱的「皇帝豆」，是相當常見的食材和藥材。

9. 甘草：是多年生草本植物，屬豆科。

10. 大棗：棗樹，俗稱紅棗、黑棗、大棗，生長在溫帶地區的小喬木，花朵小多蜜，是一種蜜源植物。果實爲棗。

11. 刺五加：五加科五加屬的一種落葉灌木，其根部和根狀莖可入藥，其主要成分有刺五加苷、新五加苷等。

12. 絞股藍：屬葫蘆科絞股藍屬的一種植物，多年生攀援草本。

13. 沙棘：沙棘是植物和其果實的統稱。植物沙棘爲胡頹子科沙屬，是一種落葉性灌木，其特性是耐旱，抗風沙，可以在鹽鹼化土地上生存，因此被廣泛用於水土保持。

14. 紅景天：景天科紅景天屬的植物。生長於海拔 1,800 公尺至 2,700 公尺的地區，多生長於山坡林下或草坡上。

15. 蜂蜜：蜜蜂採集植物的花蜜、分泌物或蜜露後，在蜂巢中經充分釀造而成的天然甜物質。

二、補陽藥 20 味

No	漢藥材	臺語標音
1	鹿茸	lȯk-liông/jiông
2	冬蟲夏草	tong-thiông hā-tshó
3	淫羊藿	îm-iûnn-hok
4	巴戟天	pa-kik-thian>thien>then
5	仙茅	sian-hm̂
6	杜仲	tōo-tiōng
7	續斷	siȯk-tuān
8	肉蓯蓉	liȯk/jiȯk-tsiong-iông
9	鎖陽	só-iông
10	補骨脂	póo-kut-tsi
11	益智仁	ik-tì-lîn/jîn
12	菟絲子	thòo-si-tsí
13	沙苑子	sa-uán-tsí
14	核桃仁	hȯt-thô-lîn/jîn
15	胡蘆巴	hôo-lôo-pa
16	韭菜子	kú-tshài-tsí
17	陽起石	iông-khí-tsiȯh

No	漢藥材	臺語標音
18	紫石英	tsí-tsio̍h-ing
19	蛤蚧	kap-kài
20	海馬	hái-bé

1. 鹿茸：麋鹿的茸。

2. 多蟲夏草：一種菌寄生佇蟲的幼蟲生出潭草菇，就是附佇蟲體的草菇。

3. 淫羊藿：又稱仙靈脾。李時珍曰:淫羊藿味甘氣香，性溫不寒，能益精氣，眞陽不足宜之。李時珍云：豆葉曰藿，此葉似之，故亦名藿。

4. 巴戟天：爲茜草科巴戟天屬的植物。生長於山谷林下，常綠攀援狀灌木；肉質根狀莖，不定位腸狀縊縮；長橢圓形革質葉子對生；頭狀花序，傘形排列於小枝頂端。

5. 仙茅：爲石蒜科植物仙茅的乾燥根莖。

6. 杜仲：爲杜仲科植物。杜仲的化學成分包括木脂素類、環烯醚萜類、黃酮類、苯丙素類、甾醇類、三萜類、多醣類、抗眞菌蛋白和礦物元素等。

7. 續斷：爲川續斷科多年生草本植物川續斷的根，因能「續折接骨」而得名。

8. 肉蓯蓉：是列當科下一種全寄生的植物。肉蓯蓉是多年生的，高 0.4 ～ 1.6 公尺。它們沒有葉綠素，從紅柳和梭梭寄主根部中吸取養分及水分。

9. 鎖陽：為鎖陽科植物鎖陽的肉質莖。

10. 補骨脂：為豆科補骨脂屬下的一個種。夏天的時候，會開白色或者淡紫色的花兒。這種草的種子可以做藥。

11. 益智仁：為薑科植物的乾燥成熟果實，夏、秋間果實由綠變紅時採收。益智仁含揮發油，揮發油主要的成分為桉油精、薑烯、薑醇等倍半萜類。

12. 菟絲子：為旋花科菟絲子屬下的一個種，植株通常呈淡黃色的旋花科寄生植物。

13. 沙苑子：為豆科植物扁莖黃祇的乾燥成熟種子。

14. 核桃仁：為胡桃科、胡桃屬植物，喬木。

15. 胡蘆巴：為一年生豆科蝶形花亞科葫蘆巴屬的一種植物。

16. 韭菜子：百合科植物韭菜之乾燥成熟種子。

17. 陽起石：是透閃石中的鎂離子 2% 以上被二價鐵離子置換而成的礦物。

18. 紫石英：為一種含氟化鈣的礦石。

19. 蛤蚧：又稱大壁虎、仙蟾，臺灣稱為大守宮。

20. 海馬：屬於海龍科的一類條鰭魚。它是一種小型海洋生物，身長 5 ～ 15 公分。因頭部彎曲與體近直角而得名。

三、補血藥 6 味

No	漢藥材	臺語標音
1	熟地黃	sik-tuē/tē-n̂g

No	漢藥材	臺語標音
2	白芍	pe̍h-tsiok
3	阿膠	a-ka
4	何首烏	hô-siú-oo
5	當歸	tong-kui
6	龍眼肉	gîng-gíng-bah/gîng-ńg-bah

1. 熟地黃：玄參科植物地黃之塊根經加工蒸晒而成。

2. 白芍：也稱白花芍藥，是毛茛科芍藥屬植物。

3. 阿膠：是驢皮煎煮濃縮後的固體動物膠，含約 80% 的蛋白質（特別是甘氨酸）。

4. 何首烏：為蓼科植物，有雌雄二種（赤、白二種）。

5. 當歸：屬繖形科的一種植物，一般作為藥用。

6. 龍眼肉：為無患子科植物龍眼的假種皮。

四、補陰藥 16 味

No	漢藥材	臺語標音
1	北沙參	pak-sa-sim/sam/som
2	南沙參	lâm-sa-sim/sam/som
3	百合	pik-ha̍p
4	麥冬	bik-tong
5	天冬	thian>thien>then-tong

No	漢藥材	臺語標音
6	石斛	tsio̍h-ha̍k
7	玉竹	gio̍k-tik
8	黃精	n̂g-tsing
9	枸杞子	kóo-kí-tsí
10	桑椹	sng-suî
11	墨旱蓮	bi̍k-hān/huānn-liân>liên>lên
12	女貞子	lú-tsing-tsí
13	黑芝麻	hik-tsi-muâ
14	龜甲	ku-kah
15	鱉甲	pih-kah
16	楮實子	thú/thí-sit-tsí

1. 北沙參：爲傘形科植物珊瑚菜的乾燥根。

2. 南沙參：爲桔梗科植物輪葉沙參或沙參的乾燥根。

3. 百合：是百合目百合科的一屬，爲多年生草本球根植物，屬內物種繁多。

4. 麥冬：爲天門冬科沿階草屬下的一個植物種。

5. 天冬：天門冬，多年生攀緣植物，地下有簇生紡錘形肉質塊根；葉子退化不顯著；由綠色線形葉狀枝代替葉的功能。

6. 石斛：爲蘭科石斛屬下的一個種。莖直立，肉質狀肥厚，稍扁的圓柱形，藥用植物。

7. 玉竹：多年生草本，地下具有竹鞭狀肉質根狀莖；橢圓形葉子互生，帶革質；初夏開綠白色鐘狀花，花腋生，花柄常作兩分叉，頂端各生一花，下垂；暗藍色球形漿果。

8. 黃精：是百合科黃精屬的植物。葛洪《抱朴子》記載：「昔人以本品得坤土之氣，獲天地之精，故名。」

9. 枸杞子：是茄科枸杞屬的一個物種，果實稱枸杞子。

10. 桑椹：桑葚，又稱桑椹，俗稱桑子，是桑科桑屬多年生木本植物桑樹的果實。

11. 墨旱蓮：爲菊科植物鱧腸的乾燥全草。生於溝邊、路旁和田野溼地上。全世界溫帶地區均有。爲一年生草本，花開時採挖全草，洗淨，晒乾。鱧腸鮮草揉爛後的液汁爲黑色，故又稱墨菜或墨旱蓮。

12. 女貞子：女貞屬常綠灌木，原產日本琉球群島與臺灣北部濱海地區。枝直立，樹高 2 ～ 5 公尺。對生革質橢圓形至卵形葉片，葉長 5 ～ 8 公分、葉寬 2.5 ～ 5 公分，綠色葉面光滑、葉背黃綠，葉緣略反卷。

13. 黑芝麻：爲胡麻科芝麻的黑色種子，也叫胡麻、油麻、巨勝或脂麻。

14. 龜甲：又稱龜殼，是龜鱉目動物的甲殼，是由牠們的肋骨進化成特殊的骨製和軟骨護盾，可保護龜的身體。

15. 鱉甲：將鱉體放入沸水中煮約 1 ～ 2 小時，取出背甲，去淨殘肉，晒乾即成。

16. 楮實子：又名爲楮實、穀實、穀子、楮桃，爲桑科植物構樹的乾燥成熟果實。

五、解表藥

（一）發散風寒藥 16 味

No	漢藥材	臺語標音
1	麻黃	muâ-n̂g
2	桂枝	kùi-ki
3	紫蘇葉	tsí-soo-hiȯh
4	生薑	tshinn/tshenn-kiunn
5	香薷	hiong-lû/jû
6	荊芥	king-kài
7	防風	hông-hong
8	羌活	kiunn-uȧh
9	白芷	pėh-tsí
10	細辛	suè/sè-sin
11	藁本	kó-pún
12	蒼耳子	tshong-ní-tsí
13	辛夷	sin-î
14	蔥	tshang
15	胡荽	hôo-sui
16	檉柳	tshing-liú

1. 麻黃：爲漢藥，或中藥中所稱「發散風寒藥」；古時別名龍
   沙、卑相、青龍。包括有三種麻黃屬的植物：草麻黃、
   木賊麻黃與中麻黃，採用部位爲草質莖。

2. 桂枝：是樟科常綠喬木桂樹（肉桂的嫩枝）。春夏採收，晒乾或陰乾，切片生用。

3. 紫蘇葉：是唇形科紫蘇屬下唯一種，一年生草本植物，其葉又稱蘇葉，其果實紫蘇子又名蘇子、黑蘇子、野麻子、鐵蘇子。

4. 生薑：通常運用其根部，其中獨特的 Zingeron 及 Shogaol 的成分，具高度辛辣味。

5. 香薷：來源植物主要是香薷屬植物，如香薷、海州香薷。宋代以後，香薷的來源植物亦包括石香薷。

6. 荊芥：多年生草本，株高約 30 ～ 40 公分，有強烈的香氣。長圓狀三棱形小堅果，有小點。

7. 防風：是傘形科多年生草本植物防風的根。

8. 羌活：是繖形科多年生草本植物羌活及同屬植物寬葉羌活或川羌活的根莖和根。

9. 白芷：為繖形科當歸屬的植物。分布在中國大陸的東北及華北等地，生長於海拔 200 公尺至 1,500 公尺的地區，一般生於林下、林緣、溪旁、灌叢和山谷草地。

10. 細辛：是馬兜鈴科細辛屬的植物，多生在林下陰溼腐殖土中。

11. 藁本：又名西芎，為繖形科藁本屬的植物，多生長在林下和溝邊草叢中，目前已由人工引種栽培。川芎是藁本的一個栽培品種。

12. 蒼耳子：為一年生草本，屬於菊科蒼耳屬。果實為「蒼耳子」。

13. 辛夷：主要是木蘭科落葉小灌木植物紫玉蘭或望春玉蘭、玉

蘭、武當玉蘭的花蕾，也可以指其他木蘭屬植物的花蕾。

14. 蔥白：為百合科植物蔥近根部的鱗莖。

15. 胡荽：又名芫荽、香菜、鹽須、香茜。芫荽屬一年生草本植物。

16. 檉柳：又名垂絲柳、觀音柳、三春柳、西河柳、山川柳等，是檉柳植物。檉柳的嫩枝葉是中藥材。鮮用或乾用。

（二）發散風熱藥 10 味

No	漢藥材	臺語標音
1	薄荷	po̍h-hó/hô （po̍h-hò/po̍k-o/po̍k-hò）
2	牛蒡子	gîu-pông-tsí
3	蟬蛻	siân>siên>sên-thuè
4	淡豆豉	tām-tāu-sīnn
5	桑葉	sng-hio̍h
6	菊花	kiok-hue
7	蔓荊子	bān-king-tsí
8	柴胡	tshâ-ôo
9	升麻	sing-bâ
10	葛根	kat-kun/kin

1. 薄荷：（植）唇形科，葉蒸餾來做薄荷。

2. 牛蒡子：（植）蔬菜用以外用做強壯劑，治中風、腳氣、咳嗽、疝氣，驅除寄生蟲，對肉爛、腫物、疥癬、麻疹諸症有效果。

3. **蟬蛻**：（藥）蟬的脫殼，用來去風熱，治中耳炎有效。

4. **淡豆豉**：豆科植物大豆的成熟種子的發酵加工品。

5. **桑葉**：桑科植物桑的乾燥葉，又名家桑、荊桑、桑椹樹、黃桑等。

6. **菊花**：是菊科菊屬多年生草本植物，為野菊等菊屬植物雜交的栽培種。

7. **蔓荊子**：單葉蔓荊又名蔓荊子，是唇形科牡荊屬的一種多年生藤狀植物，其根莖可以匍匐生長，尤喜沙地。蔓荊子味清香，民間有治療頭疼、失眠的功效，人們常用蔓荊子裝枕頭。

8. **柴胡**：又稱為茈胡，為繖形科多年生草本植物。

9. **升麻**：為毛茛科類葉升麻屬下的一個種。

10. **葛根**：為豆科植物野葛或甘葛藤的乾燥根。

清熱藥

一、清熱瀉火藥 13 味

No	漢藥材	臺語標音
1	石膏	tsióh-ko
2	南寒水石	lâm-hân-suì-tsióh
3	知母	ti-bú/bó
4	蘆根	lôo-kun/kin
5	天花粉	thian>thien>then-hue-hún
6	竹葉	tik-hióh
7	淡竹葉	tām-tik-hióh
8	鴨跖草	ah-tsiah-tsháu
9	梔子	tsi-tsú （山黃梔 suann-ńg-kinn）
10	夏枯草	hē-koo-tsháu
11	決明子	kuat-bîng-tsí
12	密蒙花	bit-bông-hue
13	青葙子	tshing-siong-tsí

1. 石膏：合結晶水硫酸鈣。

2. 南寒水石：中藥材名。本品為硫酸鹽類礦物芒硝的晶體。

3. 知母：是天門冬目天門冬科，是知母屬的唯一物種。其乾燥根莖入藥。

4. 蘆根：別名蘆茅根、葦根、葦子根、蘆頭，禾本科多年生草本植物蘆葦的地下莖。

5. 天花粉：葫蘆科植物栝蔞的乾燥根。

6. 竹葉：為禾本科植物淡竹的葉，禾本科淡竹葉屬植物

7. 淡竹葉：為禾本科淡竹葉屬植物。

8. 鴨跖草：一年生草本植物。一種有害的雜草，常見於路邊陰涼處，花由兩個較大的藍色花瓣和一個較小的白色花瓣組成。

9. 梔子：屬茜草科梔子屬植物。因其強烈的香氣，常和瑞香、桂花一併作為芳香用綠化植物。三者有「三大香木」之稱。

10. 夏枯草：為唇形目唇形科植物。一般是在夏季採取半乾燥果穗入藥，但在臺灣市場多見全草使用。

11. 決明子：是草本植物決明或小決明的種子。

12. 密蒙花：玄參科醉魚草屬的植物。

13. 青葙子：幼嫩莖葉浸去苦味後，可作野菜食用。種子炒熟亦可加工製作各種糖食。此外，青葙花序宿存經久不凋，可供觀賞。

二、清熱燥溼藥 7 味

No	漢藥材	臺語標音
1	黃芩	n̂g-khîm/uînn-khîm
2	黃連	n̂g-nî
3	黃柏	n̂g-peh/uînn-peh
4	龍膽	lîng/liông-tánn
5	秦皮	tsîn-phê/phuê
6	苦參	khóo-sim/sam/som
7	白鮮皮	pe̍h-sian>sien>sen-phê/phuê

1. 黃芩：唇形科黃芩屬的一種植物。黃芩的根是一種草藥，味苦、性寒。

2. 黃連：多年生草本植物，喜冷涼、溼潤之處，屬毛茛科黃連屬。

3. 黃柏：芸香科黃檗屬植物的通稱。其樹皮為中藥材，亦稱為黃檗。

4. 龍膽：龍膽科多年生草本植物龍膽和三花龍膽或條葉龍膽的根。

5. 秦皮：木樨科落葉喬木植物白蠟樹或苦櫪白蠟樹的樹皮，於春秋兩季剝皮晒乾可作藥。

6. 苦參：豆科苦參屬的變種，生長於海拔 1,500 公尺的地區，多生在山坡、沙地草坡灌木林中及田野附近。

7. 白鮮皮：芸香科白鮮屬下的一個種。高可達 100 公分。根斜生，淡黃白色。

三、清熱解毒藥 34 味

No	漢藥材	臺語標音
1	金銀花	kim-gûn/gîn-hue
2	連翹	liân>liên>lên-khiàu
3	穿心蓮	tshuan-sim-liân>liên>lên
4	大青葉	tuā-tshinn/tshenn-hio̍h
5	板藍根	pán-nâ-kun/kin
6	青黛	tshing-tāi
7	貫眾	kuàn-tsiòng
8	蒲公英	pôo-kong-ing （蒲英／兔仔草／馬尾絲）
9	紫花地丁	tsí-hue-tuē/tē-ting
10	野菊花	iá-kiok-hue
11	拳參	kûn-sim/sam/som
12	漏蘆	lāu-lôo
13	土茯苓	thôo-ho̍k-lîng
14	魚腥草	臭臊草 tshàu-tsho-tsháu／ 魚臊草 hî-tsho-tsháu
15	大血藤	tuā-huih/hueh-tîn
16	敗醬草	pāi-tsiùnn-tsháu
17	射干	siā-kan
18	山豆根	suann-tāu-kun/kin； 金鎖匙 kim-só-sî

No	漢藥材	臺語標音
19	青果	tshinn/tshenn-kó
20	錦燈籠	gím-ting-láng
21	金果欖	kim-kó-lám
22	木蝴蝶	bȯk-ôo-tiȧp
23	白頭翁	pėh-thâu-ong
24	馬齒莧	bé-khí-hiān>hiēn>hēn； 豬母奶 ti-bú/bó-lin
25	鴉膽子	a-tánn-tsí
26	地錦草	tuē/tē-gím-tsháu
27	翻白草	huam-pėh-tsháu
28	委陵菜	uí-lîng-tshài
29	綠豆	lȧk-tāu
30	半邊蓮	puànn-pinn-liân>liên>lên
31	白花蛇舌草	pėh-hue tsuâ-tsih-tsháu
32	千里光	tshian>tshien>tshen-lí-kong
33	白蘞	pėh-liám
34	四季青	sù-kuì-tshinn/tshenn； 紅冬青 âng-tang-tshinn

1. 金銀花：忍冬科的一種植物，花稱為金銀花，指的是忍冬嫩
   苗，由於忍冬花初開為白色，後轉為黃色，因此得
   名金銀花。

2. 連翹：是木犀科連翹屬植物。

3. 穿心蓮：爵床科一年生草本植物。

4. 大青葉：別名路邊青葉、藍葉、藍菜，植物菘藍乾燥葉。

5. 板藍根：爵床科植物馬藍的根莖及根。

6. 青黛：爲雙子葉植物藥爵床科植物馬藍、雙子葉植物藥豆科植物木藍、雙子葉植物藥十字花科植物菘藍、草大青或蓼科植物蓼藍葉中的乾燥色素。

7. 貫眾：鱗毛蕨科貫眾屬下的一個種。

8. 蒲公英：菊目菊科的一屬，是溫帶至亞熱帶常見的一種植物。蒲公英中很多種採孤雌生殖，葉邊的形狀像獅子的尖牙。

9. 紫花地丁：是一種菫菜科菫菜屬的多年生草本植物。

10. 野菊花：是菊花的一種，亦是菊屬的模式種。

11. 拳參：蓼科春蓼屬下的一個種。

12. 漏蘆：菊科漏蘆屬下的一個種。

13. 土茯苓：百合科植物光葉菝葜的乾燥根莖，其爲多年生常綠攀緣狀灌木，多生於山坡或林下。

14. 魚腥草：雙子葉植物三白草科蕺菜屬，是一種略帶魚腥味的草本植物。

15. 大血藤：亦稱「紅藤」，是木通科大血藤屬唯一種。

16. 敗醬草：敗醬科敗醬屬植物敗醬（黃花敗醬，或攀倒甑（白花敗醬）的帶根全草，新鮮時無其他異味，晒乾後則有強烈的臭醬氣味，故名敗醬草

17. 射干：鳶尾科鳶尾屬多年生草本植物。

18.山豆根：豆科山豆根屬下的一個種。

19.青果：橄欖科植物橄欖的乾燥成熟果實。青果又稱諫果，因初吃時味澀，久嚼後，香甜可口，餘味無窮。比喻忠諫之言，雖逆耳，但利民，於人健康有益。

20.錦燈籠：茄科植物酸漿的乾燥宿萼或帶果實的宿萼。秋季果實成熟、宿萼呈紅色或橙紅色時採收，乾燥。

21.金果欖：防己科植物青牛膽或金果欖的乾燥塊根。

22.木蝴蝶：紫葳科木蝴蝶屬的植物。

23.白頭翁：鵯屬小型鳴禽，冬季北方鳥南遷為候鳥，臺灣亞種於臺灣為留鳥，平均壽命約 10 ～ 15 年。

24.馬齒莧：馬齒莧科馬齒莧屬植物。為一或二年生草本，植株形態，可分為直立型、半匍匐型及匍匐型品系三種。由於葉形如馬的牙齒，又具莧菜之滑利，故名之馬齒莧。

25.鴉膽子：苦木科鴉膽子屬下的一個種。

26.地錦草：大戟科植物地錦或斑地錦的乾燥全草，夏、秋二季採收，除去雜質，晒乾。

27.翻白草：薔薇科委陵菜屬的植物。生長於海拔 100 ～ 1,850 公尺的地區，常生長在草甸、溝邊、山坡草地、荒地、山谷或疏林下。

28.委陵菜：薔薇科委陵菜屬的植物。

29.綠豆：一種豆科、蝶形花亞科豇豆屬植物。

30.半邊蓮：屬桔梗科半邊蓮屬。

31. 白花蛇舌草：茜草科耳草屬植物。花期 7～9 月，果期 8～10 月。

32. 千里光：菊科千里光屬的植物。傳說具明目的功效，使人能看到千里之外，因而得名。

33. 白蘞：葡萄科蛇葡萄屬藤本植物，花期爲 5～6 月，果熟期爲 9～10 月。

34. 四季青：冬青科植物冬青的乾燥葉。

四、清熱涼血藥 7 味

No	漢藥材	臺語標音
1	生地黃	tshinn-tuē/tshenn-tē-hông
2	鮮地黃	sian>sien>sen-tuē/tē-hông
3	水牛角	suí/tsuí-gû-kak
4	玄參	hiân>hiên>hên-sim/sam/som
5	牡丹皮	bóo-tan-phê/phuê
6	赤芍	tshiah-tsiok
7	紫草	tsí-tsháu

1. 生地黃：玄參科多年生草本植物地黃的根。

2. 鮮地黃：或鮮生地：即新鮮的地黃稱，可榨汁用，稱地黃汁。其性寒，味甘苦。

3. 水牛角：牛科動物水牛的角。取角後，水煮，除去角塞，乾燥。

4. 玄參：玄參科玄參屬下的一個種。原產於北半球空曠林地。

植株高大，花紫色，淺綠色或黃色，生於大的分枝花
序上。

5. 牡丹皮：牡丹的根皮，牡丹皮味道苦辛。

6. 赤芍：毛茛科多年生草本植物毛果赤芍（川赤芍）和草芍藥
或芍藥的根。

7. 紫草：紫草科紫草屬的植物。

五、清虛熱藥 4 味

No	漢藥材	臺語標音
1	青蒿	tshinn/tshenn-ko
2	白薇	pe̍h-bî
3	地骨皮	tuē/tē-kut-phê/phuê
4	銀柴胡	gûn/gîn-tshâ-ôo

1. 青蒿：菊科蒿屬的一種植物，多生於低海拔、溼潤的河岸邊
砂地、林緣、路旁等、山谷及濱海地區。

2. 白薇：夾竹桃科白前屬直立多年生草本植物。

3. 地骨皮：茄科植物枸杞的根皮。

4. 銀柴胡：石竹科植物銀柴胡的根。

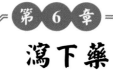

第6章 瀉下藥

一、攻下藥 4 味

No	漢藥材	臺語標音
1	大黃	tuā-hông
2	芒硝	bông-siau
3	番瀉葉	huan-sià-hiòh
4	蘆薈	lôo-hē/huē

1. 大黃：多種蓼科大黃屬的多年生草本植物的合稱，一般從粗短的根莖種植。

2. 芒硝：礦物名，是十水合硫酸鈉的俗稱。

3. 番瀉葉：豆科決明屬的一種灌木的葉子。

4. 蘆薈：蘆薈屬下的一種多肉植物。

二、潤下藥 3 味

No	漢藥材	臺語標音
1	火麻仁	hé /hué-muâ-lîn/jîn
2	郁李仁	hiok-lí-lîn/jîn

No	漢藥材	臺語標音
3	亞麻子	a-muâ-tsí

1. 火麻仁：大麻仁、麻仁，爲大麻的種子，即大麻籽，去除外殼後的產物，可以食用及製油。

2. 郁李仁：爲薔薇科植物郁李、歐李、榆葉梅、長梗扁桃等的種仁。

3. 亞麻子：亞麻種子，可供作榨油，亦可以供作食材。也可製油漆、油墨等，純淨的亞麻油因爲無色，是繪製油畫首選用油。

三、峻下逐水藥 6 味

No	漢藥材	臺語標音
1	京大戟	king-tāi-kik
2	芫花	uân/iân>iên>ên-hua
3	商陸	siong-liȯk
4	牽牛子	khan-gû-tsú
5	巴豆	pa-tāu
6	千金子	tshian>tshien>tshen-kim-tsú；續隨子 siȯk-suî-tsú

1. 京大戟：大戟科植物大戟的乾燥根。秋、冬二季採挖，洗淨，晒乾。

2. 芫花：瑞香科瑞香屬下的一個種。

3. 商陸：多年生草本植物，高約 70～150 公分，無毛。根粗壯，
　　肉質，圓錐形，外皮淡黃色。莖直立，綠色或紫紅色。

4. 牽牛子：一年或多年生纏繞草本植物，或稱藤本植物，全株
　　具有短毛。

5. 巴豆：大戟科巴豆屬植物巴豆的乾燥成熟果實。

6. 千金子：禾本科千金子屬下的一個植物種。

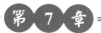

祛風溼藥

一、祛風寒溼藥 11 味

No	漢藥材	臺語標音
1	獨活	to̍k-hua̍t
2	威靈仙	ui-lîng-sian>sien>sen
3	木瓜	bo̍k-kua/kue
4	川烏	tshuan-oo
5	草烏	tsháu-oo
6	蠶沙	tshâm-sa
7	丁公藤	ting-kong-tîn
8	松節	siông-tsat
9	海風藤	hái-hong-tîn
10	路路通	lōo-lōo-thong
11	徐長卿	tshî-tiông/tiâng-khing

1. 獨活：繖形科多年生草本植物重齒毛當歸的根。

2. 威靈仙：一種半常綠多年生落葉藤本植物，木質，全株暗綠色，乾後變爲黑色，長達數公尺。

3. 木瓜：木瓜的乳汁含木瓜蛋白酶，是製作鬆肉粉的主要成分。

4. 川烏：毛茛科植物烏頭的乾燥母根。6月下旬至8月上旬採挖，除去子根、鬚根及泥沙，晒乾。

5. 草烏：烏頭屬的一種多年生直立草本，根部有劇毒。

6. 蠶沙：蠶蛾科動物家蠶蛾幼蟲的乾燥糞便。

7. 丁公藤：旋花科丁公藤屬的植物，生長於海拔 500 ～ 1,200 公尺的地區，見於山谷溼潤密林中及路旁灌叢。

8. 松節：松科植物油松、馬尾松、赤松、雲南松等枝幹的結節。

9. 海風藤：胡椒科植物風藤的乾燥藤莖。夏、秋二季採割，除去根、葉，晒乾。

10. 路路通：金縷梅科植物楓香樹的乾燥成熟果實。冬季果實成熟後採收，除去雜質，乾燥。

11. 徐長卿：蘿科牛皮消屬植物徐長卿的乾燥根及根莖。秋季採挖，除去雜質，陰乾。

二、祛風溼熱藥 9 味

No	漢藥材	臺語標音
1	秦艽	tsîn-kau
2	防己	hông-kí
3	桑枝	sng-ki
4	豨薟草	hi-hiam-tsháu；豬膏母 ti-ko-bú/bó
5	海桐皮	hái-tông-phê/phuê
6	雷公藤	luî-kong-tîn

No	漢藥材	臺語標音
6	雷公藤	luî-kong-tîn
7	老鸛草	lāu-kuàn/kǹg-tsháu
8	穿山龍	tshng-suann-lîng/liông
9	絲瓜絡	菜瓜布 tshài-kue-pòo

1. 秦艽：龍膽科龍膽屬的植物。生長於海拔 400 ～ 2,400 公尺
   的地區，多生在路旁、草甸、河灘、水溝邊、林下、
   山坡草地以及林緣。

2. 防己：防己科多年生木質藤本槐物漢防已（粉防己）或馬兜
   鈴科多年生纏繞草本植物廣防己（木防己）的根。

3. 桑枝：桑科植物桑的乾燥嫩枝。

4. 豨薟草：菊科植物豨薟、腺梗豨薟或是毛梗豨薟之乾燥地上
   部分。

5. 海桐皮：豆科常綠高大喬木刺桐的樹皮。

6. 雷公藤：衛矛科雷公藤屬植物。生長於海拔 200 ～ 2,400 公
   尺的地區，多生於山地林內陰溼處。

7. 老鸛草：是牻牛兒苗科下的一個屬，爲一年生或多年生草本
   植物。該屬共有約 400 種，分布於全球。

8. 穿山龍：爲葫蘆科棒錘瓜屬下的一個種。

9. 絲瓜絡：絲瓜乾燥成熟果實的維管束。性味甘、平。

三、袪風溼強筋骨藥 5 味

No	漢藥材	臺與
1	五加皮	ngóo-ka-pî
2	桑寄生	song-kìa-sinn /song-kì-sing
3	狗脊	káu-tsik
4	千年健	tshian>tshien>tshen-nî-kiān
5	石楠葉	tsioh-lâm-hioh

1. 五加皮：五加科植物細柱五加的乾燥根皮。

2. 桑寄生：寄生佇桑樹的植物，做婦人藥。

3. 狗脊：蚌殼科植物金毛狗脊的乾燥根莖。

4. 千年健：為天南星科千年健屬的植物，一般生於溝谷密林下、竹林及山坡灌叢中。

5. 石楠葉：是薔薇科石楠屬下的一個種，由於石楠開花有上述腥臭味，被暱稱為「西伯利亞精子樹」，或「淫樹精花」。

化溼藥

8 味

No	漢藥材	臺語標音
1	廣藿香	kóng-hok-hiunn
2	佩蘭	puē/pē-lân
3	蒼朮	tshong-tsu̍t
4	厚朴	kāu-phok
5	砂仁	sa-lîn/jîn
6	豆蔻	tāu-khòo
7	草豆蔻	tsháu-tāu-khòo
8	草果	tsháu-kó

1. 廣藿香：唇形科多年生草本植物。全草含揮發油，可用作強刺激藥與芳香料，是香水常見成分。

2. 佩蘭：又名蘭草，是菊科澤蘭屬的植物。生長於海拔 450～2,000 公尺的地區，常生長在路邊灌叢或山溝路旁。

3. 蒼朮：菊科蒼朮屬的植物，多年生直立草本，高 30～70 公分，功效近似白朮，但蒼朮更長於除燥溼。

4. 厚朴：木蘭科厚朴屬的一種植物。其樹皮用作中藥材。

5. 砂仁：薑科多年生草本植物陽春砂、縮砂，或者海南砂的乾燥成熟果實。

6. 豆蔻：薑科植物的果實，是一種常見的香辛料和藥材。

7. 草豆蔻：薑科植物草豆蔻的乾燥近成熟種子。

8. 草果：薑科草果屬的一種植物。草果生長在熱帶、亞熱帶的蔭蔽潮溼的林中地帶。

利水滲淫藥

一、利水消腫藥 11 味

No	漢藥材	臺語標音
1	茯苓	ho̍k-lîng
2	豬苓	tu/ti-lîng
3	薏苡仁	ì-í-lîn/jîn
4	澤瀉	tik-sià 水芋 tsuí-ōo
5	冬瓜皮	tang-kue-phê/phuê
6	玉米鬚	gio̍k-bí-tshiu
7	香加皮	hiong-ka-pî
8	枳椇子	tsí-kú/kí-tsí 白石李 pe̍h-tsio̍h-lí
9	澤漆	tik-tshat
10	薺菜	tsê-tshài
11	赤小豆	tshiah-sió-tāu

1. 茯苓：擬層孔菌科眞菌茯苓的乾燥菌核，常寄生在松樹根上，
   形如番薯，球狀，外皮淡棕色或黑褐色，內部粉色或
   白色，精製後稱爲白茯苓或者雲苓。

2. 豬苓：生於長有蜜環菌的闊葉樹的根部。種名意爲傘形菌蓋。

3. 薏苡仁：屬禾本科薏苡屬。

4. 澤瀉：澤瀉科。其根狀莖較短，葉子呈長橢圓形，基生。

5. 冬瓜皮：葫蘆科草本植物冬瓜的外層果皮。

6. 玉米鬚：禾本科草本植物玉蜀黍的花柱和花頭。

7. 香加皮：蘿藦科植物槓柳的乾燥根皮。

8. 枳椇子：爲鼠李科枳椇屬植物枳椇、北枳椇和毛果枳椇的成熟種子。

9. 澤漆：大戟科大戟屬的植物。

10.薺菜：十字花科薺菜屬植物。

11.赤小豆：豆科植物，外形與紅豆相似而稍微細長，致生混淆。

二、利尿通淋藥 14 味

No	漢藥材	臺語標音
1	車前子	ku-tsiân-tsí
2	車前草	ku-tsiân-tsháu
3	木通	bo̍k-thong
4	通草	thong-tshó
5	瞿麥	kû-be̍h
6	萹／扁蓄	pían-thiok
7	地膚子	tuē/tē-hu-tsí
8	海金沙	hái-kim-sua

No	漢藥材	臺語標音
9	石韋	tsiȯh-uî
10	冬葵子	tang-kuî-tsí
11	燈心草	ting-sim-tsháu
12	綿萆薢	mî-pi-kai
13	連錢草	liân>liên>lên-tsînn-tsháu
14	滑石	kȯt-sik/tsiȯh

1. 車前子：車前草科車前草屬的物種，是一種多年生草本植物，車前子即是其成熟種子。

2. 車前草：車前草科車前草屬的物種，是一種多年生草本植物。

3. 木通：馬兜鈴屬、木通屬和鐵線蓮屬植物中有很多植物的名稱包含「木通」與「馬兜鈴」。

4. 通草：為五加科植物通脫木的莖髓。秋季採收，割取地上莖，截成段，趁鮮時取出莖髓，理直，晒乾。

5. 瞿麥：石竹科石竹屬的一種植物。

6. 萹蓄（扁蓄）：蓼科萹蓄屬下的一種一年生草本植物，其高10～40公分。

7. 地膚子：莧科沙冰藜屬的植物。生長於海拔50～3,200公尺的地區，一般生於路旁、田邊和荒地。

8. 海金沙：攀援蕨類植物，蕨類植物中的一門，約有40個物種，原生於世界各地的熱帶地區。

9. 石韋：羊齒類瓦韋科，水龍骨科石韋屬下的一個種。

10. 冬葵子：爲錦葵科一年生草本植物冬葵的成熟種子。

11. 燈心草：燈心草科，藺草莖、葉切細用水煎服。

12. 綿萆薢：利溼去濁，祛風除溼。

13. 連錢草：清熱解毒，利尿排石，散瘀消腫。

14. 滑石：漢藥醫用此藥材來治淋病、黃疸（thán）、水腫、吐血、金瘡等。

三、利溼退黃藥 5 味

No	漢藥材	臺語標音
1	茵陳	in-tîn
2	金錢草	kim-tsînn-tsháu
3	廣金錢草	kóng-kim-tsînn-tsháu
4	虎杖	hóo-tiōng
5	垂盆草	suî-phûn-tsháu

1. 茵陳：菊科蒿屬的植物。多年生木狀草本，通常生長在海邊的旱生沙地上。

2. 金錢草：茅膏菜科茅膏菜屬。

3. 廣金錢草：豆科山綠豆屬植物金錢草的乾燥地上部分。

4. 虎杖：一種蓼科何首烏屬植物。

5. 垂盆草：景天科景天屬的植物。

溫裡藥

10味

No	漢藥材	臺語標音
1	乾薑	kan/ta-kiunn
2	八角茴香	pueh/peh-kak-huê-hiong/hiunn
3	肉桂	lio̍k/jio̍k-kuì
4	丁香	ting-hiunn
5	吳茱萸	ngôo/gôo-tsu-lû/jû
6	小茴香	sió-huê-hiong/hiunn
7	高良薑	ko-liông/liâng-kiunn
8	花椒	hua-tsio
9	胡椒	hôo-tsio
10	蓽拔	pik-pua̍t/pua̍h

1. 乾薑：生薑直接切片然後晾乾。

2. 八角茴香：木蘭藤目五味子科八角屬的一種植物。

3. 肉桂：樟科常綠喬木。植物各部，如其樹皮、枝、葉、果、花梗都可提取芳香油或肉桂油，用於食品、飲料、香菸及醫藥，但常用作香料、化妝品、日用品的香精。

4. 丁香：是木犀科的一屬落葉灌木或小喬木。該屬多種植物的統稱爲丁香花，生長於溫帶及寒帶，圓球形樹冠。

5. 吳茱萸：落葉灌木或小喬木，高 2.5 ～ 10 公尺，生長於溫暖地帶，在中國主要分布於長江以南地區。

6. 小茴香：繖形科茴香屬的開花植物種，特別是在海岸附近乾燥的土壤。

7. 高良薑：薑科多年生草本植物高良薑的根莖。

8. 花椒：芸香科花椒屬的一個物種。

9. 胡椒：胡椒屬的開花藤本植物，果實在晒乾後通常可作爲香料和調味料使用，稱爲黑胡椒。同樣的果實還是白胡椒（果實去皮）、紅胡椒與綠胡椒（未成熟果實）的製作原料。

10. 蓽拔：胡椒科植物蓽拔的乾燥近成熟或成熟果穗。

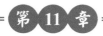

第 11 章

理氣藥

22 味

No	漢藥材	臺語標音
1	陳皮	tîn-phî
2	青皮	tshinn-phê/tshenn-phuê
3	化橘紅	huà-kiat>kiet>ket-hông
4	枳實	tsí-si̍t
5	枳殼	tsí-khak
6	九香蟲	kiú-hiong-thiông
7	荔枝核	nāi/lē-tsi-hu̍t
8	木香	ba̍k-hiunn
9	沉香	tîm-hiunn
10	川楝子	tshuan-līng-tsí
11	烏藥	oo-io̍h
12	香附	hiong-hū
13	佛手	hu̍t-siú
14	香櫞	hiong-iân>iên>ên/uân
15	玫瑰花	muî-kuì-hue

No	漢藥材	臺語標音
16	娑羅子	so-lô-tsí
17	薤白	hāi-pe̍h
18	大腹皮	tāi-hok-phî
19	甘松	kam-sîong/tshîng
20	刀豆	to-tāu； 關刀豆 kuan-to-tāu
21	柿蒂	khī-tì
22	山柰	san-nāi /sam-nāi

1. 陳皮：即風乾、晒乾或烘乾後的成熟橘子果皮，其放置年分越久越好，故得其名。

2. 青皮：爲芸香科植物橘及其栽培變種的乾燥幼果或未成熟果實的果皮。

3. 化橘紅：爲芸香科植物化州柚的未成熟或近成熟的乾燥外層果皮。

4. 枳實：爲芸香科植物酸橙及其栽培變種或甜橙的乾燥幼果。

5. 枳殼：爲芸香科植物酸橙及其栽培變種的乾燥未成熟果實。

6. 九香蟲：其又名爲黃角椿象，爲半翅目兜蝽科兜蝽屬下的一種昆蟲。

7. 荔枝核：荔枝核，爲無患子科常綠喬木植物荔枝的成熟種子。

8. 木香：本品爲菊科多年生草本植物木香、川木香的根。

9. 沉香：沉香就是一種木材或中藥材，是沉香樹身上的一部分。

10. 川楝子：又名金鈴子，中藥材，爲楝科落葉喬木苦楝樹的成熟果實。

11. 烏藥：烏藥是根莖類中藥，即是樟科灌木或小喬木植物——烏藥（天臺烏藥）的根。

12. 香附：爲莎草科植物莎草的乾燥根莖。秋季採挖，燎去毛鬚，置沸水中略煮或蒸透後晒乾，或燎後直接晒乾。

13. 佛手：爲一海岸甲殼類完胸總目動物，外形似龜爪，生活在海岸石縫中。

14. 香櫞：芸香科植物香或枸櫞之乾燥成熟果實。

15. 玫瑰花：玫瑰爲落葉灌木，枝杆多針刺，奇數羽狀複葉，小葉 5 ～ 9 片，橢圓形，有邊刺。花瓣倒卵形，單瓣或重瓣，花有紫紅色、白色，花期 5 ～ 6 月，果期 8 ～ 9 月，扁球形。

16. 娑羅子：別名蘇羅子、棱羅子。爲七葉樹科植物七葉樹的種子。

17. 薤白：爲以下蔥屬植物的白色鱗莖。

18. 大腹皮：檳榔子的殼。

19. 甘松：爲忍冬科甘松屬植物，生於高山灌叢或草甸。

20. 刀豆：豆科刀豆屬的栽培亞種，一年生纏繞性草本植物。也是豆科植物刀豆的種子。

21. 柿蒂：爲柿樹科植物柿樹的宿存花萼。

22. 山奈：爲多年生宿根草本植物，地下具塊狀根狀莖，有香氣，無地上莖。

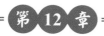

消食藥

7 味

No	漢藥材	臺語標音
1	仙／山楂	sian>sien>sen-tsa；san-tsa
2	麥芽	beh-gê
3	稻芽	tiū-gê
4	神曲	sîn-khiok/khik
5	雞屎藤	kue/ke-sái-tîn
6	雞內金	kue/ke-lāi-kim
7	萊菔子	lâi-pok-tsí

1. 山楂：是薔薇科山楂屬落葉喬木，也叫酸楂、仙楂、胭脂紅、山裡紅、朹。

2. 麥芽：將穀物浸泡在水中，促使其發芽，利用其發芽產生的酶，將穀粒中的澱粉轉化爲麥芽糖，然後再迅速地加熱乾燥，所產生的產品。

3. 稻芽：爲禾本科植物稻的成熟果實經發芽乾燥而得。將稻穀用水浸泡後，保持適宜的溫、溼度，待鬚根長至約 1 公分時，乾燥。

4. 神曲：別名六神曲、六曲。辣蓼、青蒿、杏仁等藥加入麵粉
　　或麩皮混和後，經發酵而成的曲劑。

5. 雞屎藤：為茜草科雞矢藤屬植物雞屎藤，以根或全草入藥。

6. 雞內金：雉科動物家雞的砂囊內壁。

7. 萊菔子：十字花科植物蘿蔔之乾燥成熟種子。

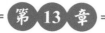

驅蟲藥

7 味

No	漢藥材	臺語標音
1	使君子	sú-kun-tsú
2	苦楝皮	khóo-līng-phê/phuê
3	檳榔	pin-nn̂g/pun-nn̂g
4	雷丸	luî-uân
5	南瓜子	lâm-kue-tsí
6	鶴虱	ho̍h-sat
7	榧子	huí-tsí

1. 使君子：爲使君子科使君子屬植物。

2. 苦楝皮：苦楝是一種落葉喬木，樹形成傘形。

3. 檳榔：屬棕櫚科常綠喬木。

4. 雷丸：雷丸有地下菌核，爲褐腐型木林腐朽菌。

5. 南瓜子：南瓜（或其他南瓜屬植物）的種子。

6. 鶴虱：紫草科鶴虱屬的植物。

7. 榧子：紅豆杉科榧屬植物榧的種子。

第 14 章
止血藥

一、涼血止血藥 7 味

No	漢藥材	臺語標音
1	小薊	sió-kè
2	大薊	tuā-kè
3	地榆	tuē-lû/tē-jû
4	槐花	huâi-hue
5	槐角	huâi-kak
6	側柏葉	tshik-peh-hiòh
7	白茅根	peh-hm̂-kun/kin

1. 小薊：菊科植物刺兒菜之乾燥地上部分。

2. 大薊：菊科薊屬的植物。別名薊、山蘿蔔、地蘿蔔等。

3. 地榆：薔薇科多年生草本植物地榆或長葉地榆的根。

4. 槐花：豆科植物槐的花及花蕾，但一般將開放的花朵稱為「槐花」，也稱「槐蕊」，花蕾則稱為「槐米」。槐為落葉喬木，常植於屋邊、路邊。槐的花，做解熱劑。

5. 槐角：豆科植物槐的乾燥花及花蕾、成熟果實。

6. 側柏葉：柏科植物側柏的嫩枝葉。

7. 白茅根：禾本科白茅屬下的一個種。

二、化瘀止血藥 4 味

No	漢藥材	臺語標音
1	三七	sam-tshit
2	茜草	tshiàn-tsháu
3	蒲黃	pôo-hông
4	降香	kàng-hiunn

1. 三七：五加科人參屬的物種，是雲南白藥的主要成分。三七的三條枝上各生七片葉，因而得名；也有人說，它在種植後，三至七年收穫而得名。

2. 茜草：一種茜草科攀緣植物。生於路邊草叢、灌叢、山坡。

3. 蒲黃：香蒲科植物水燭香蒲、東方香蒲或同屬植物的乾燥花粉。夏季採收蒲棒上部的黃色雄花序，晒乾後碾軋，篩取花粉。剪取雄花後，晒乾，成為帶有雄花的花粉，即為草蒲黃。

4. 降香：豆科黃檀屬喬木植物。傳說焚燒此香可使神仙真人感應下凡，故名降香。

三、收斂止血藥 4 味

No	漢藥材	臺語標音
1	白芨	pe̍h-kip

No	漢藥材	臺語標音
2	仙鶴草	sian>sien>sen-hȯh-tsháu
3	紫珠葉	tsí-tsu-tsháu
4	藕節	ngāu-tsat

1. 白芨：是白芨屬下的一種多年生草本植物。（植）紫蘭（蘭科，花做觀賞用，根做藥用，也用來做糊）。

2. 仙鶴草：薔薇科多年生草本植物龍芽草的全草。

3. 紫珠葉：馬鞭草科紫珠屬的植物。生長於海拔 200 ～ 2,300 公尺的地區，多生長於林中、林緣及灌叢中。

4. 藕節：睡蓮科植物蓮的乾燥根莖節部。均係栽培。

四、溫經止血藥 1 味

No	漢藥材	臺語標音
1	艾葉	hiānn-hȯh

1. 艾葉：菊科植物艾的乾燥葉。

第 15 章

活血化瘀藥

一、活血止痛藥 8 味

No	漢藥材	臺語標音
1	川芎	tshuan-kiong
2	延胡索	iân>iên>ên-ôo/hôo-soh
3	鬱金	ut-kim
4	薑黃	kiunn/kionn-hông
5	乳香	lú/jú-hiunn/jí-hiunn
6	沒藥	bu̍t-io̍h
7	五靈脂	ngóo-lîng-tsi
8	銀杏葉	gûn/gîn-hīng-hio̍h

1. 川芎：繖形科多年生草本植物川芎的根莖。

2. 延胡索：罌粟科紫堇屬的多年生草本植物。

3. 鬱金：薑科植物溫鬱金、薑黃、廣西莪術或蓬莪術的乾燥塊根。

4. 薑黃：薑科薑黃屬植物，其根部常用來製藥。

5. 乳香：由乳香屬植物產出的含有揮發油的香味樹脂，主要由乳香樹（包括阿拉伯乳香樹和索馬利亞乳香樹、波葉乳香樹、齒葉乳香樹和紙皮乳香樹）生產。

6. 沒藥：又稱作末藥，是沒藥樹或阿比西尼亞沒藥樹的樹脂。

7. 五靈脂：鼯鼠科動物複齒鼯鼠的糞便。

8. 銀杏葉：銀杏葉又名白果葉，它的形狀像一把扇子，秋季到
   來的時候，銀杏葉會慢慢變成金黃色，彷彿一個個
   金色的扇面，非常的好看。

二、活血調經藥 12 味

No	漢藥材	臺語標音
1	丹參	tan-sim/sam/som
2	紅花	âng-hue
3	桃仁	thô-lîn/jîn
4	益母草	ah/ik-bú/bó-tsháu
5	澤蘭	tik-lân
6	牛膝	giû/ngiû-tshik
7	雞血藤	kue-huih/ke-hueh-tîn
8	王不留行	ông-put-liû-hîng
9	月季花	geh/gueh-kuì-hue
10	凌霄花	lîng-siau-hue
11	川牛膝	tshuan-giû/ngiû-tshik
12	馬鞭草	bé-pinn-tsháu

1. 丹參：又稱作柴丹蔘、紅丹、赤蔘，是唇形科鼠尾草屬植物，
   其根是一種中藥。

2. 紅花：又稱紅藍、黃藍，菊科紅花屬。古稱「煙支」、「燕支」、
「胭脂」等，原產於西域。

3. 桃仁：薔薇科植物桃或山桃的乾燥成熟種子。果實成熟後採
收，除去果肉及核殼，取出種子，晒乾。

4. 益母草：原稱「茺蔚」，唇形科益母草屬一年生或二年生草
本植物。因善治婦科諸病，故得名益母草。

5. 澤蘭：唇形科植物毛葉地瓜兒苗的乾燥地上部分。夏、秋季
莖葉茂盛時採割，晒乾。

6. 牛膝：莧科牛膝屬的植物，多年生草本；圓柱形根；莖有稜角，
節部膝狀膨大。

7. 雞血藤：豆科植物密花豆的藤莖。本品苦、微甘，溫。多數
都是秋、冬兩季採收，並除去枝葉，切成片或段，
晒乾。

8. 王不留行：石竹科植物麥藍菜的乾燥成熟種子。夏季果實成
熟、果皮尚未開裂時採割植株，晒乾，打下種子，
除去雜質，再晒乾。王不留行以善於行血知名：
「雖有王命不能留其行」，所以叫「王不留行」，
但流血不止者，它又可以止血。

9. 月季花：俗名為月月花、月月紅、玫瑰、月季，是薔薇科薔
薇屬植物，被稱為「花中皇后」。花期 4 ～ 9 月，
果期 6 ～ 11 月。花、根、葉均入藥。

10.凌霄花：紫葳科的植物。落葉藤本，長達 10 餘公尺。性喜
陽、溫暖溼潤的環境，稍耐蔭。喜歡排水良好土
壤，較耐水溼、並有一定的耐鹽鹼能力。嫩枝具

纏繞性，枝條接觸如樹幹、石壁、磚牆等依附物時，容易長出氣生根以附著其上。

11. 川牛膝：莧科植物牛膝的根。

12. 馬鞭草：馬鞭草科植物，多數生長於原野。

三、活血療傷藥 6 味

No	漢藥材	臺語標音
1	土鱉蟲	thôo-pih-thâng
2	自然銅	tsū-liân/jiân-tâng
3	蘇木	soo-bȯk
4	骨碎補	kut-tshuì-póo
5	兒茶	lî/jî-tê
6	劉寄奴	lâu-kià-lôo

1. 土鱉蟲：真地鱉喜歡在陰暗潮溼、腐殖質豐富、稍偏鹼性的鬆土中活動。習慣晝伏夜出，白天隱伏在潮溼的鬆土中，到黃昏時才出來活動、覓食、交配。地鱉蟲無自衛能力，一旦發覺有響動或亮光，便立即潛逃，假若逃之不及而被捕捉，便會立即裝死。

2. 自然銅：銅元素的自然金屬礦物。銅一般以化合態形式出現，而自然銅是一種相對稀有的礦藏。自然銅在史前文明史上是一種重要的礦產，在人類掌握金屬冶煉技術之前，已開始使用其製作器具。

3. 蘇木：豆科雲實屬的植物。從蘇木的心材中可提取蘇木精和

揮發油，具有殺菌、消腫、止痛的作用。

4. 骨碎補：骨碎補科骨碎補屬下的一個種。廣泛用於園藝種植用途，亦可入藥。

5. 兒茶：豆科相思樹屬的植物，又名孩兒茶。可以用作食品添加劑、收斂劑、鞣質或者染料。

6. 劉寄奴：菊科羽葉菊屬的植物。分布在臺灣、日本等地，生長於海拔 2,300 ～ 2,900 公尺的地區，多生於潮溼山坡。

四、破血消癥藥 5 味

No	漢藥材	臺語標音
1	莪迷	ngôo-su̍t
2	三棱	sam-lîng
3	水蛭	蜈蜞 ngôo/gôo-khî/kî
4	水紅花子	tsuí-âng-hue-tsí
5	急性子	kip-sìng-tsí

1. 莪迷：薑科多年生宿根草本植物蓬莪迷、廣西莪迷或溫鬱金的根莖。冬季採挖，蒸或煮至透心，晒乾，切片生用或醋製用。

2. 三棱：藥用部分為黑三棱科植物黑三棱的乾燥塊莖。

3. 水蛭：又稱螞蝗、螞蟥，包括水蛭和旱蛭，是環節動物門環帶綱的一類動物，屬於雌雄同體。和其他同為環帶綱的寡毛類（如蚯蚓）相比，螞蟥體外無毛，而且體腔

的結締組織更密集，因此身體更結實。

4. 水紅花子：蓼科植物紅蓼的乾燥成熟果實。秋季果實成熟時割取果穗，晒乾，打下果實，除去雜質。

5. 急性子：鳳仙花科植物鳳仙花的乾燥成熟種子。夏、秋季果實即將成熟時採收，晒乾，除去果皮及雜質。

化痰止咳平喘藥

一、溫化寒痰藥 7 味

No	漢藥材	臺語標音
1	半夏	puàn-hā
2	天南星	thian>thien>then-lâm-sing
3	白附子	pe̍h-hù/hū-tsí
4	白芥子	pe̍h-kài-tsí
5	皂莢	tsô-kiap
6	旋覆花	suân-phak/hok-hue
7	白前	pe̍h-tsiân/tsîng

1. 半夏：天南星科半夏屬植物。有野生分布，野生半夏生長於海拔 2,500 公尺以下，多見於草地、荒地、玉米地、田邊或疏林下。

2. 天南星：天南星科天南星屬，低至中海拔地區。

3. 白附子：天南星科植物獨角蓮的乾燥塊莖。秋季採挖，除去鬚根及外皮，晒乾。

4. 白芥子：十字花科芸苔屬，一年生或二年生草本，高 30～100 公分。莖直立，多分枝，幼枝被微毛，老枝光

滑，有時微被白粉。

5. 皂莢：豆科皂莢屬的植物，一般生長於路旁、村旁、宅旁、向陽處、山坡林中或谷地之中一種落葉喬木或小喬木植物，高約 5 ～ 10 公尺，最高可達 30 公尺。

6. 旋覆花：菊科旋覆花屬的植物。生長於海拔 150 ～ 2,400 公尺的地區，見於河岸、山坡路旁、溼潤草地及田埂上。

7. 白前：蘿藦科植物柳葉白前或芫花葉，白的乾燥根莖和根。

二、清化熱痰藥 14 味

No	漢藥材	臺語標音
1	川貝母	tshuan-puè-bú/bó
2	浙貝母	tsiat>tsiet>tset-puè-bú/bó
3	瓜蔞	kua-lôo
4	瓜蔞子	kua-lôo-tsí
5	前胡	tsiân-ôo
6	桔梗	kiat>kiet>ket-kīng
7	膨大海	phòng-tāi-hái
8	海藻	hái-tsó
9	昆布	khun-pòo
10	海蛤殼	hái-kap-khak
11	瓦楞子	hiā-lîng-tsí
12	青礞石	tshinn/tshenn-bông-tsio̍h

No	漢藥材	臺語標音
13	竹茹	tik-lû/jû
14	黃藥子	n̂g-io̍h-tsí

1. 川貝母：百合科多年生草本植物川貝母，暗紫貝母甘肅貝母或梭砂貝母的鱗莖。前三者按不同性狀習稱「松母」和「青貝」；後者稱，「爐貝」。夏、秋二季採挖，除去鬚根，粗皮，晒乾，生用。

2. 浙貝母：百合科植物浙貝母的乾燥鱗莖。

3. 瓜蔞：多年生攀緣型草本植物。生於山坡、草叢、林緣半陰處。果實、果皮、果仁（籽）、根莖均為上好的中藥材。

4. 瓜蔞子：葫蘆科植物栝樓或雙邊栝樓的乾燥成熟種子。

5. 前胡：繖形科前胡屬的植物，為中國的特有植物。生長於海拔 250 ～ 2,000 公尺的地區，見於路旁、山坡林緣或半陰性的山坡草叢中。

6. 桔梗：桔梗科桔梗屬的唯一一個物種，根可入藥，嫩葉和根可醃製成鹹菜，桔梗是很有名的泡菜食材，但實際上與桔子或柑橘屬沒有直接關係。

7. 膨大海：梧桐科蘋婆屬的落葉喬木，可高達 40 公尺，種子橢圓形至倒卵形，深褐色，種皮脆而薄，浸水後膨大成海綿狀，內含豐富的黏液質，故有澎大海、膨大海、蓬大海等稱號。

8. 海藻：多細胞藻類生物。有時，亦包括一些其他近似，但不同種屬的生物。

9. 昆布：翅藻科植物，多年生大型褐藻，成熟時藻體呈橄欖褐色，晒乾後黑褐色，夏、秋兩季採撈。

10. 海蛤殼：簾蛤科動物青蛤等幾種海蛤的貝殼。

11. 瓦楞子：蚶科動物毛蚶、泥蚶或魁蚶的貝殼。秋、冬至次年春捕撈，洗淨，置沸水中略煮，去肉，乾燥。

12. 青礞石：變質岩類礦物黑雲母片岩及綠泥石化雲母碳酸鹽片岩的複礦岩。

13. 竹茹：禾本科植物青稈竹、大頭典竹或淡竹的莖稈的乾燥中間層。

14. 黃藥子：多年生纏繞藤本。塊莖成球狀，呈綠白色或淡棕色、具稜線卻無毛。

三、止咳平喘藥 12 味

No	漢藥材	臺語標音
1	苦杏仁	khóo-hīng-lîn/jîn
2	百部	pah-pōo/phō
3	紫菀	tsí-uán
4	款冬花	khuán-tang-hue
5	馬兜鈴	bé-tau-lîng
6	枇杷葉	pî/khî/gî-pê-hio̍h
7	桑白皮	song-pik-phê/phuê
8	紫蘇子	tsí-soo-tsí

No	漢藥材	臺語標音
9	葶藶子	tîng-lik-tsí
10	白果	pe̍h-kó
11	胡頹子葉	hôo-tuî>thuî-tsí-hio̍h
12	羅漢果	lô/lôo-hàn-kó

1. 苦杏仁：指杏、山杏或東北杏的種子（果仁），可以食用或入藥。一般常吃到的零嘴「杏仁」烘培原料，化妝品基底油或「杏仁乾果」是另一種「杏」的種仁，中國稱爲扁桃的種子扁桃仁。

2. 百部：百部科的植物。生長於海拔 300 ～ 400 公尺的地區，多生長於山坡草叢、路旁及林下。塊根可入藥，有毒性。

3. 紫菀：菊科紫菀屬一種植物。生長於海拔 400 ～ 2,000 公尺的地區，多生長在低山陰坡溼地、低山草地、山頂以及沼澤地。其根色紫而柔宛，故名。許愼作茈菀。

4. 款冬花：又名冬花，爲菊科草本植物款冬的花蕾，一般在 10 月下旬至 12 月在花未出土時挖出其花蕾。

5. 馬兜鈴：因其成熟果實如掛於馬頸下的響鈴而得。同屬的北馬兜鈴也有相似藥效。馬兜鈴爲多年生的纏繞性草本植物。其果實爲中藥之一種，稱馬兜鈴。

6. 枇杷葉：薔薇科中的枇杷屬的一種植物。因果子形狀似樂器枇杷而名。以大塊枇杷葉晒乾入藥。

7. 桑白皮：桑科植物桑之除去栓皮層乾燥根皮。

8. 紫蘇子：唇形科紫蘇屬植物紫蘇的帶葉嫩枝，一年生草本植。
　　以莖、葉及子實入藥。

9. 葶藶子：獨行菜或播娘蒿的成熟種子。前者稱「北葶藶」，
　　後者稱「南葶藶」。

10. 白果：落葉喬木，壽命可達 3,000 年以上。又名公孫樹、鴨
　　掌樹、鴨腳樹、鴨腳子等，其裸露的種子稱爲白果，
　　葉稱蒲扇。屬裸子植物銀杏門唯一現存物種。

11. 胡頹子葉：胡頹子科植物胡頹子之乾燥葉。

12. 羅漢果：俗稱「神仙果」，是葫蘆科多年生藤本植物。

安神藥

9 味

No	漢藥材	臺語標音
1	朱砂	tsu-se
2	磁石	huî-tsióh； tsû-tsióh（日）吸石
3	柏子仁	pik/peh-tsí-lîn/jîn
4	靈芝	lîng-tsi
5	酸棗仁	sng-tsó-lîn/jîn
6	合歡皮	hap-huan-phê/phuê
7	合歡花	hap-huan-hue
8	首烏藤	siú-oo-tîn
9	遠志	uán-tsì

1. 朱砂：又稱丹砂、赤丹、汞沙，礦物學中稱辰砂，為礦物形式的朱紅色到磚紅色的硫化汞。這種礦石是提煉汞元素的最常見來源，也是歷史上朱紅色或亮紅色顏料的來源。

2. 磁石：等軸晶系氧化物類礦物尖晶石族磁鐵礦的礦石，主含四氧化三鐵。隨時可採，除去雜質，選擇吸鐵能力強

者（習稱「活磁石」或「靈磁石」）入藥。生用或醋淬研細用。

3. 柏子仁：柏科植物側柏的種仁。秋、冬兩季採收成熟毬果，晒乾，收集種子，碾去種皮，簸淨。

4. 靈芝：廣義上靈芝包括靈芝科及其近緣科屬的種類，狹義上則是指廣泛栽培的特定種類。

5. 酸棗仁：鼠李科植物酸棗的乾燥成熟種子。

6. 合歡皮：豆科落葉喬木植物，合歡或山合歡的樹皮。

7. 合歡花：豆科植物合歡的花序。

8. 首烏藤：蓼科何首烏屬植物何首烏的乾燥藤莖。

9. 遠志：遠志科植物遠志或卵葉遠志的乾燥根皮或根。

平肝息風藥

一、平抑肝陽藥 4 味

No	漢藥材	臺語標音
1	石決明	tsio̍h-kuat-bîng
2	牡蠣	蚵仔 ô-á
3	蒺藜	tsik/tsit-lê
4	羅布麻葉	lô/lôo-pòo-muâ-hio̍h

1. 石決明：鮑科動物雜色鮑、皺紋盤鮑、耳鮑、羊鮑等的貝殼。

2. 牡蠣：牡蠣目牡蠣總科的雙殼綱軟體動物。

3. 蒺藜：蒺藜科蒺藜屬植物。

4. 羅布麻葉：夾竹桃科植物羅布麻的葉。

二、息風止痙藥 6 味

No	漢藥材	臺語標音
1	天麻	thian>thien>then-muâ
2	鉤藤	kau-tîn
3	地龍	tuē-lîng/tē-liông

No	漢藥材	臺語標音
4	全蠍	tsuân-hiat>hiet>het
5	蜈蚣	giâ-kang
6	僵蠶	khiong/kiong/kiang-tshâm/tshân/tshâinn

1. 天麻：蘭科天麻屬植物，多年生共生植物。其乾燥塊莖亦稱天麻。

2. 鉤藤：茜草科植物鉤藤.、大葉鉤藤、毛鉤藤、華鉤藤或無柄果鉤藤的乾燥帶鉤莖枝。秋、冬二季採收，去葉，切段，晒乾。

3. 地龍：現代俗稱的蚯蚓，晒乾加工後成為中藥材。

4. 全蠍：又名鉗蠍、全蟲、蠍子，一種有 8 隻腳的掠食性蛛形綱節肢動物。

5. 蜈蚣：節肢動物門唇足綱，為肉食性動物，絕大多數種類為陸生，體型細長，每一段體節擁有一對足。蜈蚣又名百足蟲。

6. 僵蠶：蠶蛾科昆蟲家蠶 4 ～ 5 齡的幼蟲，因感染（或人工接種）球孢白僵菌致死後經乾燥而得的蟲體。

第 19 章

開竅藥

3 味

No	漢藥材	臺語標音
1	冰片	ping-phiàn/phìnn
2	蘇合香	soo-ha̍p-hiong
3	石菖蒲	tsio̍h-tshiong-pôo

1. 冰片：龍腦香科植物龍腦香的樹脂和揮發油加工品提取獲得的結晶，是近乎於純粹的右旋龍腦。龍腦香的樹脂和揮發油中含有多種萜類成分。治療腫物的漢藥的一種。

2. 蘇合香：蕈樹科植物蘇合香樹所分泌的樹脂（因爲產地得名，「此香出蘇合國，因以名之」）。又名帝膏。《太平御覽》卷九八二引，晉郭義恭《廣志》：「蘇合出大秦，或云蘇合國。人採之，筌（筌）其汁以爲香膏，賣滓與賈客。或云合諸香草，煎爲蘇合，非自然一種也。」

3. 石菖蒲：菖蒲科，爲禾草狀的多年生草本植物，其根莖具氣味，根莖常作藥用。

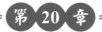

收澀藥

一、固表止汗藥 2 味

No	漢藥材	臺語標音
1	麻黃根	muâ-hông-kun/kin
2	浮小麥	phû-sió-bèh

1. 麻黃根：麻黃科植物草麻黃或中麻黃的根及根莖。立秋後採收。剪去鬚根，乾燥切段。生用。

2. 浮小麥：乾癟、不飽滿，一淘洗就浮在水面上的小麥，所以被叫作浮小麥。

二、斂肺澀腸藥 7 味

No	漢藥材	臺語標音
1	五味子	ngóo/gōo-bī-tsí
2	烏梅	oo-m̂
3	五倍子	ngóo-puē-tsí
4	肉豆蔻	liòk/jiòk-tāu-khòo
5	罌粟殼	ing-sik-khak
6	訶子	ho-tsí

No	漢藥材	臺語標音
7	石榴皮	tsiòh/siàh-liû-phê/phuê

1. 五味子：五味子科五味子屬下的一種植物。

2. 烏梅：指梅經加工過的果實，烏梅可以入藥，也可以食用。採摘未成熟的李子，之後再進行熏製加工，並在 40°C 的環境下晒乾。

3. 五倍子：同翅目蚜蟲科的角倍蚜或倍蛋蚜雌蟲寄生於漆樹科植物「鹽膚木」及其同屬其他植物的嫩葉或葉柄，刺傷而生成一種囊狀聚生物蟲癭，經過烘倍乾燥後所得。

4. 肉豆蔻：一種重要的香料、藥用植物。生長於熱帶地區的常綠植物。

5. 罌粟殼：罌粟科植物，二年生草本植物。是製取鴉片的主要原料，同時其提取物也是多種鎮痛劑的來源。

6. 訶子：使君子科訶子屬的植物。訶梨勒，一名訶子。

7. 石榴皮：石榴的果皮，又稱石榴殼、西榴皮。

三、固精縮尿止帶藥 9 味

No	漢藥材	臺語標音
1	山茱萸	suann-tsu-lû/jû
2	覆盆子	phak/hok-phûn-tsí
3	金櫻子	kim-ing-tsí

No	漢藥材	臺語標音
4	桑螵蛸	song-phiau-siau
5	海螵蛸	hái-phiau-siau
6	蓮子	liân>liên>lên-tsí
7	芡實	khiàm-sit
8	椿皮	thun-phê/phuê
9	雞冠花	kue/ke-kuan-hue

1. 山茱萸：山茱萸科落葉灌木或小喬木。其成熟果實爲中藥。

2. 覆盆子：薔薇科懸鉤子屬的木本植物，其果實味道酸甜，植株的枝幹上長有倒鉤刺。

3. 金櫻子：薔薇科植物金櫻子的乾燥成熟果實。10～11月果實成熟變紅時採收，乾燥，除去毛刺。

4. 桑螵蛸：爲螳螂科昆蟲大刀螂、小刀螂，或是巨斧螳螂的乾燥卵鞘。

5. 海螵蛸：烏賊科動物無針烏賊或金烏賊的乾燥內殼。

6. 蓮子：蓮屬植物（特別是蓮花）的種子。

7. 芡實：睡蓮科植物芡的乾燥成熟種仁。

8. 椿皮：苦木科植物臭椿的乾燥根皮或乾皮。

9. 雞冠花：莧科青葙屬一年生草本植物。雞冠莧。雞冠草。

第 21 章

湧吐藥

2 味

No	漢藥材	臺語標音
1	常山	siông-san
2	瓜蒂	kue-tì

1. 常山：繡球花科常山屬植物。

2. 瓜蒂：葫蘆科甜瓜屬植物甜瓜的果梗，其種子也作藥用。甜瓜盛產期，剪取青綠色瓜蒂陰乾即可。

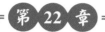

攻毒殺蟲止癢藥

9 味

No	漢藥材	臺語標音
1	雄黃	hîn/hîng-hông ；hiông-hông
2	硫黃	liû-hông/liû-n̂g 硫磺
3	白礬	pe̍h-huân
4	蜂房	蜜房 bit-pâng
5	樟腦	tsiunn/tsionn-ló
6	蛇床子	siâ-tshông-tsí
7	木鱉子	bo̍k-pih-tsí
8	土荊皮	thóo-king-phê/phuê
9	大蒜	蒜頭 suàn-thâu/sǹg-thâu

1. 雄黃：又稱雞冠石，是一種含砷硫化物礦物。

2. 硫黃：為自然元素類硫黃族礦物自然硫，主要用含硫物質或含硫礦物經煉製升華的結晶體。

3. 白礬：為硫酸鹽類礦物明礬石經加工提煉製成。

4. 蜂房：蜂房或者蜂窩是蜜蜂所建巢穴裡的構造，由眾多正六

邊形的蜂蠟巢室所組成。蜂房裡除了蜜蜂之外，還有牠們的幼蟲，並儲存蜂蜜和花粉。

5. 樟腦：萜類有機化合物，室溫下為白色或透明的蠟狀固體。

6. 蛇床子：繖形科一年生草本植物蛇床的成熟果實。

7. 木鱉子：多年生草質藤本，卷鬚與葉子對生，不分枝；種子扁形有甲魚（鱉）的模樣，又像用木頭製成，所以又被稱為木鱉果。

8. 土荊皮：松科植物金錢松的乾燥根皮或近根樹皮。夏季剝取，晒乾。

9. 大蒜：多年生宿根草本植物，葉狹長而扁平，淡綠色，表面有蠟粉；地下鱗莖由灰白色的膜質外皮包裹，內有小鱗莖，叫蒜瓣，由莖盤上每個葉腋中的腋芽膨大而成。

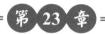

拔毒化腐生肌藥

2 味

No	漢藥材	臺語標音
1	爐甘石	lôo-kam-tsio̍h
2	硼砂	pîng/phîng-se；pâng-se

1. 爐甘石：鋅礦石的歷史名稱。

2. 硼砂：是一種硼酸鹽礦物，它發現於鹼性湖泊環境的蒸發岩沉積物中，在乾旱地區作為地表風化結殼。

國家圖書館出版品預行編目（CIP）資料

漢藥材臺語標音手冊/鄭文海著. -- 初版.
-- 臺北市 ： 五南圖書出版股份有限公司,
2024.08
　面 ；　公分
ISBN 978-626-393-472-6(平裝)
1.CST: 中藥材 2.CST: 臺語 3.CST: 手冊
414.3026　　　　　　　113008791

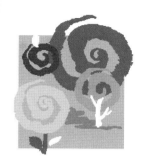

5L0G

漢藥材臺語標音手冊

作　　　者 ─ 鄭文海（384.8）

校　　　訂 ─ 林南海

企劃主編 ─ 王俐文

責任編輯 ─ 金明芬

封面設計 ─ 徐碧霞

出 版 者 ─ 五南圖書出版股份有限公司

發 行 人 ─ 楊榮川

總 經 理 ─ 楊士清

總 編 輯 ─ 楊秀麗

地　　　址 ： 106台北市大安區和平東路二段339號4樓

電　　　話 ： (02)2705-5066　傳　　真 ： (02)2706-6100

網　　　址 ： https://www.wunan.com.tw

電子郵件 ： wunan@wunan.com.tw

劃撥帳號 ： 01068953

戶　　　名 ： 五南圖書出版股份有限公司

法律顧問 ： 林勝安律師

出版日期 ： 2024年8月初版一刷

定　　　價 ： 新臺幣400元整

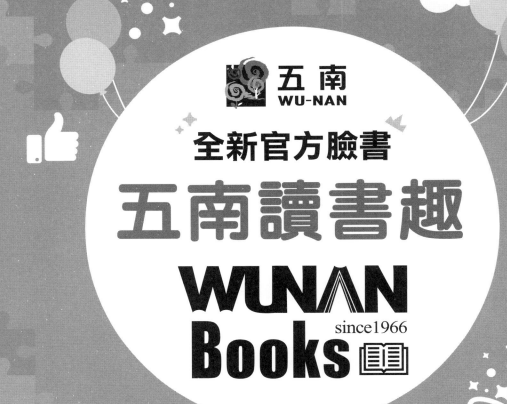
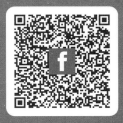

經典永恆・名著常在

五十週年的獻禮——經典名著文庫

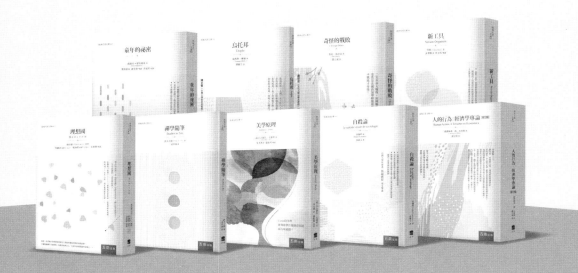

五南，五十年了，半個世紀，人生旅程的一大半，走過來了。

思索著，邁向百年的未來歷程，能為知識界、文化學術界作些什麼？

在速食文化的生態下，有什麼值得讓人雋永品味的？

歷代經典・當今名著，經過時間的洗禮，千錘百鍊，流傳至今，光芒耀人；

不僅使我們能領悟前人的智慧，同時也增深加廣我們思考的深度與視野。

我們決心投入巨資，有計畫的系統梳選，成立「經典名著文庫」，

希望收入古今中外思想性的、充滿睿智與獨見的經典、名著。

這是一項理想性的、永續性的巨大出版工程。

不在意讀者的眾寡，只考慮它的學術價值，力求完整展現先哲思想的軌跡；

為知識界開啟一片智慧之窗，營造一座百花綻放的世界文明公園，

任君遨遊、取菁吸蜜、嘉惠學子！